Systemische ATTR-Amyloidosen -

Hereditäre Amyloid-neuropathien und andere Organmanifestationen

UNI-MED

UNI-MED Verlag AG
Bremen - London - Boston

Sommer, Claudia:
Systemische ATTR-Amyloidosen - Hereditäre Amyloidneuropathien und andere Organmanifestationen/Claudia Sommer, Frank Birklein, Ernst Hund.-
3. Auflage - Bremen: UNI-MED, 2024
(UNI-MED SCIENCE)
ISBN 978-3-8374-1672-5

Printed in Europe

UNI-MED. Die beste Medizin.

In der Reihe UNI-MED SCIENCE werden aktuelle Forschungsergebnisse zur Diagnostik und Therapie wichtiger Erkrankungen "state of the art" dargestellt. Die Publikationen zeichnen sich durch höchste wissenschaftliche Kompetenz und anspruchsvolle Präsentation aus. Die Autoren sind Meinungsbildner auf ihren Fachgebieten.

Der Verlag dankt der Firma Alnylam Germany GmbH für die Unterstützung der Produktion dieser Auflage. Der Verlag versichert, dass der Industriepartner keinerlei Einflussnahme auf den Inhalt des Buches, insbesondere auch nicht auf Therapieempfehlungen, nehmen konnte.

Vorwort und Danksagung zur 3. Auflage

Diese 3. Auflage des Buches zu den systemischen ATTR-Amyloidosen steht im Zeichen der Interdisziplinarität und der aktuellen, erweiterten Therapiemöglichkeiten. Um den neuen Entwicklungen zu entsprechen, wurde auch der Titel angepasst. Es fließen Erfahrungen aus mehreren überregionalen Amyloidosezentren innerhalb Deutschlands ein. Für die Patientinnen und Patienten ist es von großer Wichtigkeit, dass sie von gut informierten Ärztinnen und Ärzten behandelt werden, die entweder an solchen Zentren tätig sind oder den Kontakt zu diesen herstellen. Die hereditäre Amyloidose ist mit den Hauptmanifestationen am Nervensystem und am Herzen mehr denn je eine interdisziplinäre Herausforderung, für die unterschiedliche, kausal orientierte Therapien verfügbar sind. Aber auch die symptomatische Therapie, z.B. für Beschwerden von Seiten des Gastrointestinaltrakts, der Niere oder für neuropathische Schmerzen, erfordert eine eingehende Kenntnis des Krankheitsbildes und seiner Pathophysiologie.

Wir Herausgeber möchten erneut den Autorinnen und Autoren der vorherigen Auflagen, aber auch unseren neuen Mitstreiterinnen für den Einsatz für dieses Buch und das Thema der Hereditären Amyloidose danken. Wir wünschen unseren Leserinnen und Lesern eine informative Lektüre, die zu einer immer besseren Versorgung unserer Patienten beitragen kann.

Würzburg/Mainz/Heidelberg, im Mai 2024

Prof. Dr. Claudia Sommer
Prof. Dr. Frank Birklein
Prof. Dr. Ernst Hund

Autoren

Herausgeber:

Prof. Dr. Claudia Sommer
Neurologische Klinik
Universitätsklinikum Würzburg
Josef-Schneider-Str. 11
97080 Würzburg

Kap. 1., 5.1., 6.2., 6.5., 7.1., 7.2.

Prof. Dr. Frank Birklein
Klinik und Poliklinik für Neurologie
Universitätsmedizin der Johannes Gutenberg-Universität Mainz
Langenbeckstr. 1
55131 Mainz

Kap. 1., 5.1., 6.2., 6.5., 7.2.

Prof. Dr. Ernst Hund
Neurologische Klinik, Amyloidoseambulanz
Universitätsklinikum Heidelberg
Im Neuenheimer Feld 400
69120 Heidelberg

Kap. 1., 5.1., 6.2., 6.5.

Coautoren:

Dr. Jörg Beimler
Nierenzentrum Heidelberg
Sektion Nephrologie
Universitätsklinikum Heidelberg
Im Neuenheimer Feld 162
69120 Heidelberg

Kap. 5.5., 6.5.

Priv.-Doz. Dr. Kathrin Doppler
Neurologische Klinik
Universitätsklinikum Würzburg
Josef-Schneider-Str. 11
97080 Würzburg

Kap. 5.2., 6.5., 7.2.

Priv.-Doz. Dr. Christian Geber
DRK Schmerz-Zentrum Mainz
Auf der Steig 16
55131 Mainz

Kap. 6.5., 8.3.

Priv.-Doz. Dr. Katrin Hinderhofer
Institut für Humangenetik
Universitätsklinikum Heidelberg
Im Neuenheimer Feld 366
69120 Heidelberg

Kap. 6.1., 6.5.

Dr. Sandra Ihne-Schubert
Medizinische Klinik II
Universitätsklinikum Würzburg
Oberdürrbacher Straße 6
97080 Würzburg

Medizinische Klinik IV
Universitätsklinikum Gießen
Klinikstr. 33
35392 Gießen

Kap. 1., 2., 4., 5.4., 6.5., 7.1., 8.1., 8.2.

Prof. Dr. Arnt V. Kristen
Zentrum für Innere Medizin
Klinik für Kardiologie, Angiologie, Pneumologie
Universitätsklinikum Heidelberg
Im Neuenheimer Feld 410
69120 Heidelberg

Kap. 5.3., 5.4., 6.3., 6.5., 8.3.

Priv.-Doz. Dr. Caroline Morbach
Herzinsuffizienz-Ambulanz
Universitätsklinikum Würzburg (Haus A15)
Am Schwarzenberg 15
97080 Würzburg

Kap. 5.3., 6.3., 6.5., 7.3., 8.2.

Dr. Aikaterini Papagianni
Neurologische Klinik und Poliklinik
Universitätsklinikum Würzburg
Josef-Schneider-Straße 11 (Haus B1)
97080 Würzburg

Kap. 3., 4., 5.1., 5.2., 6.2., 6.5., 8.2.

Prof. Dr. Christoph Röcken
Institut für Pathologie
Christian-Albrechts-Universität zu Kiel
Arnold-Heller-Str. 3/14
24105 Kiel

Kap. 2., 3., 6.4., 6.5.

Prof. Dr. Hartmut Schmidt
Klinik für Transplantationsmedizin
Universitätsklinikum Münster
Albert-Schweitzer-Campus 1
48149 Münster

Kap. 6.5., 8.1.

Prof. Dr. Stefan Störk
Leiter der Herzinsuffizienz-Ambulanz
Universitätsklinikum Würzburg (Haus A15)
Am Schwarzenberg 15
97080 Würzburg

Kap. 1., 6.3., 6.5., 7.3.

Inhaltsverzeichnis

1. Einleitung

Abkürzungen ☞ auch Tab. 9.1

Ein junger Patient mit einer positiven Familienanamnese kann aus anscheinend völliger Gesundheit an Durchfällen, Missempfindungen und Paresen der Extremitäten, erektiler Dysfunktion, Blasenstörungen und starken Schmerzen erkranken. Es kommt zu drastischem Gewichtsverlust, der Patient kann rollstuhlpflichtig und später bettlägerig werden und innerhalb weniger Jahre an Kachexie versterben. Ein Patient im 7. Lebensjahrzehnt wird sich eher mit einer seit etlichen Jahren progredienten Neuropathie vorstellen, die zur Rollstuhlpflicht geführt hat, ohne dass eine ätiologische Diagnose gestellt wurde. Im Vorfeld wird oft eine diabetische Neuropathie oder eine CIDP vermutet. Bei der Diagnosestellung einer Amyloidose aus der Nervenbiopsie hat der Patient schon eine schwere, irreversible Kardiomyopathie. So dramatisch verlaufen zum Glück nicht alle Fälle, aber solche aggressiven Formen kommen bei Transthyretin-Amyloidosen vor.

Die hereditären Transthyretin-Amyloidosen (ATTRv-Amyloidosen, “v” steht für Variante) sind systemische Erkrankungen bedingt durch Ablagerung fehlgefalteter Eiweiße im Extrazellulärraum.

Transthyretin (TTR) ist ein Protein mit verschiedenen Funktionen, unter anderem ist es ein Transportprotein für Thyroxin und Vitamin A (Retinol). Punktmutationen im *TTR*-Gen machen das als Tetramer vorliegende Protein instabil, so dass es zur Bildung von Fibrillen neigt, die sich schließlich als Amyloid ablagern. Diese Ablagerungen, und evtl. auch die Fibrillen an sich stören die Zellfunktion und führen zum Funktionsverlust. Bei der ATTRv-Amyloidose ist primär das periphere Nervensystem betroffen, was zum Begriff “familiäre Amyloidneuropathie”, “ATTR-FAP” für diese Erkrankung geführt hat. Häufig ist auch die ATTR-bedingte Kardiomyopathie, früher ATTR-FAC genannt.

Diese Begriffe werden nach der aktuellen Nomenklatur nicht mehr verwendet, man spricht jetzt von ATTRv-Amyloidose mit Polyneuropathie oder mit Kardiomyopathie (☞ Kap. 2.).

Neben dem TTR gibt es noch weitere Proteine, die unter bestimmten Umständen (z.B. auch nach Punktmutation) zu Amyloidbildung führen. Hierzu gehören die Apolipoproteine A-I und A-II, das Fibrinogen A, Lysozym und Gelsolin. Die durch diese Proteine hervorgerufenen Amyloidosen, auch Nicht-ATTR-Amyloidosen genannt, sind deutlich seltener als die ATTR-Amyloidosen, deren Prävalenz in Europa auf ca. 1:100.000 geschätzt wird, mit großen regionalen Unterschieden.

Differenzialdiagnostisch abzugrenzen sind die durch Aggregation von Immunglobulin-Leichtketten bedingten AL-Amyloidosen, die meist mit monoklonalen Gammopathien oder anderen Immunglobulin produzierenden Lymphomen vergesellschaftet sind.

Auch bei den AL-Amyloidosen können Polyneuropathien vorkommen, wobei die kardiale und renale Beteiligung meist im Vordergrund steht. Der Vollständigkeit halber soll die heute sehr selten gewordene AA-Amyloidose erwähnt werden, bei der das periphere Nervensystem in aller Regel nicht betroffen ist. Bei dieser Form ist Serumamyloid A das amyloidogene Protein. Da chronische Entzündungen heute in der Regel gut behandelt werden können, kommt die AA-Amyloidose viel seltener vor als früher.

Dieses Buch konzentriert sich auf die ATTRv-Amyloidose, da auf diesem Gebiet sowohl diagnostisch als auch therapeutisch in den letzten Jahren deutliche Fortschritte erzielt wurden, die hier zusammenfassend dargestellt werden sollen. Aber auch die Wildtyp-Form der ATTR-Amyloidose (ATTRwt) und die AL-Amyloidose werden zum Vergleich kurz dargestellt. Die ATTRv-Amyloidose ist unbehandelt eine unaufhaltsam progrediente Erkrankung, die zu schlaffer Tetraparese, schwer beeinflussbaren neuropathischen Schmerzen, autonomen Funktionsstörungen, und je nach Unterform kardialem und renalem Versagen führt. In den Endemiegebieten sind junge Erwachsene von der Krankheit betroffen, in den Gebieten, in denen die Erkrankung sporadisch auftritt, sind es eher Menschen im höheren Lebensalter. Noch gibt es keine definitive Heilung für diese Erkrankung, jedoch kann die Progredienz deutlich verlangsamt werden. Eine frühzeitige Diagnostik ist dafür entscheidend. Deshalb werden im Folgenden das Krankheitsbild der ATTRv-Amyloidose dargestellt, die diagnostischen Möglichkeiten erläutert und der aktuelle Stand der Therapiemöglichkeiten ausgeführt.

2. Definition und Klassifikation der Amyloidosen

Abkürzungen ☞ auch Tab. 9.1

Amyloid ist eine pathologische fibrilläre Polypeptidaggregation mit einer Cross-β-Struktur, die intra- und extrazellulär auftritt. **Amyloidosen** sind durch Amyloidablagerungen verursachte Krankheiten. Die Nomenklatur des Amyloids und der dadurch verursachten Amyloidosen orientiert sich am Amyloidprotein und wird nach den Empfehlungen des "*Nomenclature Committee on Amyloidosis of the International Society of Amyloidosis*" mit einem Buchstabencode verschlüsselt [1]. Das Amyloid wird mit dem Anfangsbuchstaben "A" gekennzeichnet, dem ohne Leerzeichen die Kennzeichnung des Vorläuferproteins folgt: z.B. ATTR. Das "TTR" steht für das Vorläuferprotein, das sich bei der ATTR-Amyloidose von Transthyretin ableitet (☞ Tab. 2.1).

> Amyloid kann sich vaskulär und interstitiell ablagern und in jedem Organ und Gewebetyp gebildet und abgelagert werden. Amyloidosen werden anhand des abgelagerten Proteins, des Verteilungsmusters, des klinischen Krankheitsbildes und der Ätiopathogenese klassifiziert [2, 3].

Früher hat man die Amyloidosen in primäre (ohne bekannte Ursache) und sekundäre (als Folgeleiden einer Grunderkrankung) sowie in erbliche und nichterbliche Formen unterteilt. Die AL-Amyloidose wurde ursprünglich, als ihre Verursachung durch Leichtkettenablagerungen noch nicht bekannt war, als primär bezeichnet. Diese Bezeichnung sollte heute nicht mehr verwendet werden. Hereditäre Amyloidosen können sporadisch (ohne Familienanamnese) oder familiär auftreten. Je nach Manifestationstypus werden bei den hereditären Amyloidosen u.a. die hereditäre Transthyretin-assoziierte Amyloidpolyneuropathie (ATTRv-Amyloidose mit Polyneuropathie) und die familiäre Transthyretin-assoziierte Amyloidkardiomyopathie (ATTRv-Amyloidose mit Kardiomyopathie) unterschieden, die jeweils durch Ablagerungen von ATTR-Amyloid gekennzeichnet sind [4-5]. Dabei steht das "v" für "*variant*" und ersetzt das in früheren Nomenklaturen verwendete "h" für hereditär oder "m" für *mutant* [1]. Darüber hinaus gibt es die in Abb. 2.1 und Tab. 2.1 genannten Amyloidosen, die sich nur lokal in definierten Organen oder Erkrankungen manifestieren, u.a. gittrige Hornhautdystrophie (Vorläuferprotein:

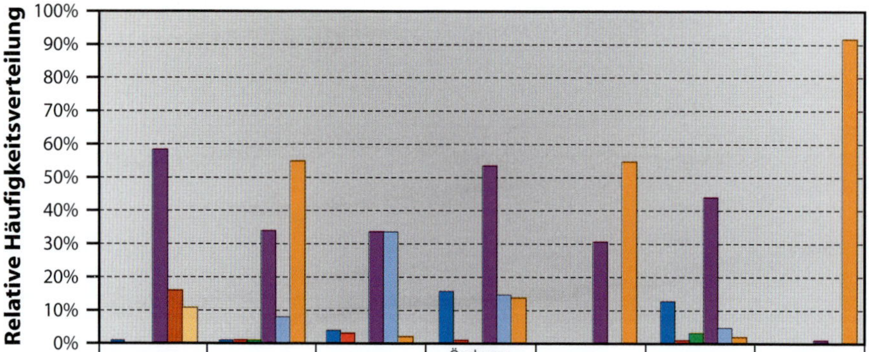

	Bronchus und Lunge (n=446)	Herz (n=1340)	Leber (n=339)	Ösphagus, Magen, Dünn- und Dickdarm (n>1000)	Nerv (n=75)	Niere (n=559)	Karpaltunnel (n=981)
AA-Amyloid	1%	1%	4%	16%	0%	13%	0%
AApoAI-Amyloid	0%	1%	3%	1%	0%	1%	0%
AFib-Amyloid	0%	1%	0%	0%	0%	3%	0%
AL-Amyloid (lambda)	59%	34%	34%	54%	31%	44%	1%
ALAmyloid (kappa)	16%	8%	34%	15%	0%	5%	0%
ATTR-Amyloid	11%	55%	2%	14%	55%	2%	93%

Abb. 2.1: Relative Häufigkeitsverteilung der verschiedenen Amyloidosen in ausgewählten Gewebebiopsaten im Amyloid Register Kiel (Stand Februar 2024) [7]. Gezeigt sind nur die häufigsten Amyloidose-Formen. Seltenere Formen und nicht klassifizierbare Amyloidosen sind hier nicht dargestellt, weshalb die Prozentwerte sich nicht auf 100 % addieren. Abkürzungen ☞ Tab. 9.1.

Amyloid-protein	Vorläuferprotein	Systemisch (S) oder lokal (L)	Hereditär (H) oder erworben (E)	Amyloidose/Grunderkrankung
AL	Immunglobulin-Leichtkette	S, L	E, H	Plasmazellerkrankungen, AL-Amyloidose
AH	Immunglobulin-Schwerkette	S, L	E	Plasmazellerkrankungen, AH-Amyloidose
AA	Serum-Amyloid A	S	E, H	Sekundär, reaktiv, chronische Entzündung
ATTR	Transthyretin, Varianten	S	H	Hereditäre ATTR-Amyloidose inkl. Familiäre Amyloidpolyneuropathie (Portugiesischer Typ) und Familiäre Amyloidkardiomyopathie (ATTRv, ATTRwt)
	Transthyretin, Wildtyp		E	Senile kardiovaskuläre Amyloidose (Senile systemische Amyloidose, SSA)
Aβ2M	β_2-Mikroglobulin	S	E	Chronische Hämodialyse, Gelenke
AApoAI	Apolipoprotein A-I, Varianten	S L	H E	Hereditäre systemische Amyloidose Arteriosklerose
AApoAII	Apolipoprotein A-II, Varianten	S	H	Hereditäre renale Amyloidose
AApoAIV	Apolipoprotein A-IV, Wildtyp	S	E	Sporadisch, alterskorreliert
AApoCII	Apolipoprotein C-II, Varianten	S	H	Hereditäre renale und systemische Amyloidose
AApoCIII	Apolipoprotein C-III, Varianten	S	H	Hereditäre renale und systemische Amyloidose
AGel	Gelsolin	S	H	Familiäre Amyloidpolyneuropathie (Finnischer Typ), gittrige Hornhautdystrophie
ALys	Lysozym	S	H	Familiäre viszerale Amyloidose
ALECT2	Leukozyten Chemotaxis-faktor-2	S	E	Primär Niere
AFib	Fibrinogen α-Kette	S	H	Primär Niere
ACys	Cystatin C	S	H	Familiäre Amyloidose (Island-Typ)
ABri	ABriPP (oder Bri-L)*	S	H	Familiäre Demenz (Britischer Typ)
ADan	ADanPP (oder Bri-D)*	L	H	Heredopathia ophthalmo-oto-encephalica (DänischerTyp)
Aβ	Aβ Vorläuferprotein (AβPP), Wildtyp	L	E	Senile Demenz vom Alzheimer-Typ, Down-Syndrom, nichterbliche zerebrale Amyloidangiopathie
Aβ	Aβ Vorläuferprotein (AβPP), Varianten	L	H	Hereditäre zerebrale Amyloidangiopathie
AαSyn	α-Synulcein	L	E	Hirn
ATau	Tau	L	E	Hirn

Amyloid-protein	Vorläuferprotein	Systemisch (S) oder lokal (L)	Hereditär (H) oder erworben (E)	Amyloidose/Grunderkrankung
APrP	Prion-Protein, Wildtyp	L	E	Humane spongiforme Enzephalopathie(Creutzfeldt-Jakob-Erkrankung)
	Prion-Protein, Varianten	L	H	Humane spongiforme Enzephalopathie (Creutzfeldt-Jakob-Erkrankung), Gerstmann-Sträussler-Scheinker-Syndrom, letale familiäre Insomnie (FFI)
	Prion Protein, Varianten	S	H	Peripheres Nervensystem
ATMEM106B	Transmembranprotein 106B	L	E	Frontotemporale lobäre Degeneration
ACal	(Pro-)Calcitonin	L	E	Medulläres Schilddrüsenkarzinom
		S	E	Niere
AIAPP	Inselamyloid-Polypeptid	L L	E E	Langerhans-Inseln (Diabetes mellitus) Insulinom
AANP	Atrionatriuretisches Peptid	L	E	Herzvorhof, Vorhofflimmern
APro	Prolaktin	L L	E E	Hypophyse Hypophysenadenome
ASom	(Pro)Somatostatin	L	E	Somatostatinome
AGluc	Glukagon	L	E	Glukagonome
APTH	Parathormon	L	E	Nebenschilddrüsentumoren, alternde Nebenschilddrüsen
AIns	Insulin	L	E	Iatrogen, lokale Injektionsstellen
AEnf	Enfurvitide	L	E	Iatrogen, lokale Injektionsstellen
AGLP1	Glucagon-ähnliches Peptid 1-Analogon	L	E	Iatrogen, lokale Injektionsstellen
AIL1RAP	Interleukin-1-Rezeptor-assoziiertes Protein	L	E	Iatrogen, lokale Injektionsstellen
ASPC	Lung Surfactant Protein	L	E	Lunge
ACor	Corneodesmin	L	E	Verhornende Epithelien, Haarfollikel
AMed	Lactadherin (MFG-E8)	L	E	Amyloid der Aortenmedia, Arterien vom elastischen Typ
AKer	Keratoepithelin	L	E	Gittrige Hornhautdystrophie der Kornea
ALac	Lactoferrin	L	E	Kornea
AOaaP	Odontogenes Amelo-blast-assoziiertes Protein	L	E	Odontogener Tumor
ASem1	Semenogilin 1	L	E	Samenblase
ACatK	Cathepsin K	L	E	Tumor assoziiert
AEFEMP1	EGF-containing fibulin-like extracellular matrix protein 1	L	E	Venen, Alters-assoziiert

Tab. 2.1: Humane Amyloidproteine und ihre Vorläuferproteine. Die Nomenklatur folgt den Empfehlungen des *"Nomenclature Committee on Amyloidosis of the International Society of Amyloidosis"* [1].
* Das Amyloidprotein leitet sich vom selben Gen ab. Unterschiedliche Mutationen kodieren verschiedene Amyloidproteine, die sich am C-terminalen Ende um 12 Aminosäuren voneinander unterscheiden.

Keratoepithelin), die humane spongiforme Enzephalopathie (Vorläuferprotein: Prion-Protein) und die tumorassoziierte ACal-Amyloidose des medullären Schilddrüsenkarzinoms. Schließlich gibt es noch eine Gruppe von Amyloidosen, die Folge medizinischer Interventionen ist. Hierzu zählen die Ab2M-Amyloidose als Folgeleiden chronischer Hämodialyse und die steigende Zahl Injektions-assoziierter iatrogener Amyloidosen wie z.B. die tumorförmige AIns-Amyloidose an der Injektionsstelle Insulin-abhängiger Diabetiker [6].

Pathologisch-anatomisch wird die lokale oder Organ-limitierte von der systemischen, mehrere Organe betreffenden Amyloidose unterschieden. Lokale oder Organ-limitierte Amyloidosen leiten sich meistens von lokal synthetisierten und sezernierten Vorläuferproteinen ab. Beispiele hierfür sind die zerebrale Aβ-Amyloidose bei Morbus Alzheimer, die isolierte AANF-Amyloidose des Herzvorhofs und die AIAPP-Amyloidose der Langerhans-Inseln des Pankreas bei Diabetes mellitus. Ausgedehnte lokale Ablagerungen können als Amyloidtumor imponieren. Fast ausnahmslos handelt es sich hierbei um Leichtkettenablagerungen. Weiterhin zeigen die verschiedenen Amyloidtypen ein Organ- und Gewebe-typisches Verteilungsmuster. In Nierenbiopsaten überwiegen die AA- und die AL-Amyloidose (in einem Verhältnis von fast 1:1 zueinander), während die ATTR-Amyloidose hier eine Rarität ist (Daten aus dem Amyloidregister Kiel, pathologisches Referenzzentrum [7]). Im Hepatogastrointestinaltrakt überwiegt die AL-Amyloidose. In Leberbiopsaten ist die AL-Amyloidose mit Abstand der am häufigsten gefundene Typ. ATTR-Amyloid findet sich am häufigsten im Retinaculum flexorum bei Karpaltunnelsyndrom, gefolgt von Suralnerv- und Herzbiopsaten (☞ Abb. 2.1).

Literatur

1. Buxbaum JN, Dispenzieri A, Eisenberg DS, Fändrich M, Merlini G, Saraiva MJM, Sekijima Y, Westermark P. Amyloid nomenclature 2022: recommendations by the International Society of Amyloidosis (ISA) nomenclature committee. Amyloid 2022;29:213-219.

2. Merlini G, Bellotti V. Molecular mechanisms of amyloidosis. N Engl J Med 2003;349:583-96.

3. Röcken C, Eriksson M. Amyloid und Amyloidosen. Pathologe 2009;30:182-92.

4.Czepluch F. Kardiale ATTR-Amyloidose. Inn Med (Heidelb) 2023;64:823-829

5. Pernice HF, Hahn K. Neurologische Manifestationen der ATTR-Amyloidose. Inn Med (Heidelb) 2023;64: 848-854

6. Nilsson MR. Insulin amyloid at injection sites of patients with diabetes. Amyloid 2016;23:139-147.

7. http://www.patho.uni-kiel.de/institut/amyloid_register. Abruf Februar 2024.

3. Pathogenese der Amyloidosen

Abkürzungen ☞ auch Tab. 9.1

Bislang wurden 42 verschiedene Proteine und Peptide identifiziert, die beim Menschen Amyloid bilden können (☞ Tab. 2.1). Überwiegend handelt es sich um autologe, physiologische Proteine. Allerdings gibt es inzwischen vier tumorbildende Amyloidosen, die auf die Injektion von Medikamenten zurückzuführen sind, wie z.B. die tumorförmige AIns-Amyloidose beim Insulin-pflichtigen Diabetiker (☞ Kap. 2.). Die autologenVorläuferproteine und -peptide unterscheiden sich in ihrem Syntheseort, ihrer Primär-, Sekundär- und Tertiärstruktur, ihrer physiologischen Funktion und in ihrem Stoffwechsel. Ihr einziger gemeinsamer Nenner ist die Fähigkeit, *in vivo* Amyloid zu bilden. Die Pathogenese des Amyloids und der Amyloidose ist dementsprechend multifaktoriell und weist bei den einzelnen Amyloidproteinen Besonderheiten auf. Die folgenden Faktoren beeinflussen u.a. die Entstehung und Persistenz des Amyloids [1, 2]:

- die Primär- und Sekundärstruktur des Vorläuferproteins,
- Keimbahnmutationen,
- Polymorphismen nicht-amyloidogener Proteine,
- eine pathologisch erhöhte lokale oder systemische Konzentration des Vorläuferproteins,
- Chaperone und die Anwesenheit eines Nidus,
- modifizierte Proteolyse des Vorläuferproteins und
- verzögerter Abbau des Amyloids.

Die Amyloidosen zählen zum Formenkreis der konformationellen Krankheiten, denen eine Aggregation pathologisch gefalteter Proteine und Peptide in einer Cross-β-Struktur zu Grunde liegt. Diese wird u.a. auf eine temporär oder intrinsisch verringerte Faltungsstabilität des Proteins/Peptids und dessen gesteigerte Neigung, mehr als einen Konformationszustand einzunehmen, zurückgeführt [1, 2]. Proteine und Peptide mit hoher Faltungsstabilität und schneller Proteinfaltungskinetik weisen eine geringere Aggregationsneigung auf. Die Faltungseigenschaften werden durch die Primär-, Sekundär- und Tertiärstruktur bestimmt. Die Primärstruktur hängt von der genomisch hinterlegten Aminosäuresequenz und der Aktivität von Proteasen ab. Die Protein- und Peptidfaltung wird von zahlreichen verschiedenen Zell- und Gewebebestandteilen (Chaperonen, Protein- und Salzgehalt, pH u.a.m.) beeinflusst.

Den wichtigsten Hinweis auf die Bedeutung der Primärstruktur für die Pathogenese der Amyloidose lieferten die hereditären Amyloidosen [2]. Ihnen liegt eine Keimbahnmutation (am häufigsten eine Punktmutation) zu Grunde, die zu einem Austausch einer Aminosäure führt. Bei den meisten hereditären Amyloidosen ist nur das mutierte Protein amyloidogen. Beispiele hierfür sind die ACys-, AGel- und die ALys-Amyloidose. Das korrespondierende, nichtmutierte (Wildtyp-) Protein dieser Amyloidosen bildet kein Amyloid. Bei anderen Formen erblicher Amyloidosen erhöht die Mutation die Neigung zur Amyloidbildung, die bereits dem Wildtyp-Protein zu eigen ist. Hierzu zählt insbesondere die ATTR-Amyloidose, bei der sowohl das Wildtypprotein Amyloid bilden kann als auch und verstärkt die mutierte Variante.

Die ATTR-Amyloidose ist die häufigste hereditäre Amyloidose weltweit. Transthyretin (TTR) wird auf Chromosom 18q12.1 kodiert und besteht aus 4 Exonen und 3 Intronen. Das Gen kodiert ein Protein, das aus 127 Aminosäuren besteht und im Serum ein Tetramer bildet [3]. Über 150 verschiedene Mutationen des *TTR*-Gens sind beschrieben worden [4], und die Mehrzahl führt zu einer Amyloidose. Die p.Val50Met (Val30Met)-Mutation zählt zu den häufigsten Mutationen. Die Dissoziation des Tetramers gilt als der limitierende Schritt zur Bildung von Amyloid, indem sie die Fehlfaltung des Monomers begünstigt. Im Gegensatz zu vielen anderen Amyloidproteinen ist das Monomer des TTR so instabil, dass man bei der ATTR-Amyloidose von einer "*Downhill*"-Polymerisation spricht, die keines Nidus bedarf und bereits spontan zur Aggregation neigt [5]. Der Grad der ATTR-Amyloidbildung hängt maßgeblich von der durch die Mutation verursachten thermodynamischen Destabilisierung ab [5]. Es wurde gezeigt, dass die Entfaltung in der C-D-Schleife des TTR-Proteins entsteht. Mutationen, die diese destabilisieren, erhöhen die Rate der Fibrillenbildung [6]. Niedermolekulare Wirkstoffe können das TTR daher auf ähnliche Weise stabilisieren wie schützende Mutanten des Proteins (☞ auch Kap. 8.2.).

Auch die Sekundärstruktur eines Proteins kann die Bildung von Amyloid begünstigen: Einige Vorläuferproteine weisen einen hohen Anteil einer β-Faltblattstruktur auf, wie z.B. das TTR und die Immunglobulin-Leichtketten. Beide zählen zu den häufigsten Formen systemischer Amyloidosen in Deutschland.

Die Bildung von Amyloid verläuft biphasisch. Nach einer langsamen Nukleationsphase, in der die ersten Aggregate gebildet werden, folgt eine schnelle Extensionsphase der Fibrillen. Die Nukleationsphase kann durch die Zugabe eines Nidus erheblich verkürzt werden. Die orale oder intravenöse Gabe eines extern hergestellten Nidus kann bei entsprechender Empfänglichkeit des Organismus (z.B. bei Vorherrschen einer chronischen Entzündung) rasch zur Bildung von Amyloid führen. Im Tiermodell ist die Transmissivität der Amyloidose mehrfach, eindeutig und bei verschiedenen Warmblütern gezeigt worden, u.a. durch intravenöse Applikation von Seide (mit hohem Cross-β-Faltblattanteil) [7], Amyloidfibrillen [8, 9], Amyloid-haltigen Monozyten [10], oraler Gabe Amyloid-haltiger Gänseleberpastete [11] und schließlich auch bei Hühnern durch orale Verabreichung von Amyloidfibrillen [12]. Bei Menschen sind hierfür noch keine direkten Belege gefunden worden. Allerdings gibt es Hinweise, dass eine in Regression befindliche AA-Amyloidose bei Reaktivierung der chronisch-entzündlichen Grunderkrankung eine nahezu explosionsartige Progression zeigen kann (P. Hawkins, persönliche Mitteilung). Diese entspricht der exponentiellen Extensionsphase der Amyloidbildung (siehe oben) und lässt einen *In-vivo*-Niduseffekt der bereits vorliegenden Amyloidfibrillen vermuten.

Neben den biophysikalischen Eigenschaften der Primär-, Sekundär- und Tertiärstruktur eines Vorläuferproteins wurden weitere wichtige Faktoren identifiziert, die die Entstehung von Amyloid begünstigen. Hierzu zählt die Konzentration des Vorläuferproteins. Die AA-, AL- und Aβ2M-Amyloidose sind die bekanntesten Beispiele, bei denen eine solche konzentrationsabhängige Amyloid-Polymersiation erfolgt. Eine AA-Amyloidose manifestiert sich klinisch als Folge einer chronisch-entzündlichen Grunderkrankung. Das Vorläuferprotein Serum Amyloid A ist ein Akute-Phase-Protein. Bei einer Entzündungsreaktion steigen die Serumwerte innerhalb kurzer Zeit um das 500- bis 1000-fache an und erreichen Serumspiegel von bis zu 1 mg/ml. Chronisch rezidivierende Entzündungen (rheumatoide Arthritis, familiäres Mittelmeerfieber, Tuberkulose, Sarkoidose, M. Crohn, u.v.m.) gehen mit chronisch erhöhten Serum Amyloid A-Spiegeln einher und führen unbehandelt langfristig zum Auftreten einer AA-Amyloidose. Auch im Tiermodell kann die AA-Amyloidose durch das Setzen eines chronischen Entzündungsreizes ausgelöst werden. Die AA-Amyloidose ist im Tierreich sehr verbreitet und findet sich u.a. bei Affen, Gänsen, Hühnern, Mäusen und Tigern. Bei Menschen konnte gezeigt werden, dass die Progression der AA-Amyloidose wesentlich von der Kontrolle der chronisch-entzündlichen Grunderkrankung abhängt und die Höhe des Serum-Amyloid-A-Serumspiegels als Maß für die Krankheitsprogression herangezogen werden kann [13]. Bei der AL-Amyloidose ist es die hohe Konzentration freier Leichtketten klonalen Ursprungs, die den Körper überschwemmen und sich als Amyloid ablagern [14].

Wie oben erwähnt, kann die Nukleationsphase der Amyloidbildung durch die Anwesenheit eines Nukleus/Nidus verkürzt werden. Ein solcher Nukleus kann aus kleinen Amyloidoligomeren bestehen, die extern zugeführt werden (oral oder i.v.), oder aus heterologen Konformeren, die im Sinne pathologischer Chaperone die Faltungskinetik des Vorläuferproteins negativ beeinflussen. Auch ein Mangel physiologischer, protektiver Chaperone, die bei der physiologischen Faltung von Proteinen eine wichtige Rolle spielen, kann die Bildung von Amyloid begünstigen und erklärt vermutlich, warum Amyloid auch oft erst mit zunehmendem Patientenalter auftritt. Im Kindesalter sind Amyloidosen eine Rarität. Die altersabhängige Manifestation der Amyloidosen ist vermutlich teilweise auf die Aktivität stressresponsiver Signalwege der Zelle zurück zu führen. Die Aktivität dieser protektiv wirkenden Signalwege nimmt mit dem Alter ab und begünstigt damit das Auftreten der amyloidogenen Fehlfaltungen von Peptiden und Proteinen [3]. Hitzeschockproteine (HSP) sind an diesen Signalwegen und protektiven Mechanismen beteiligt [15]: Die Expression von HSP27 und HSP70 korreliert mit dem Vorhandensein von ATTR-Amyloid. Weiterhin ist der Hitzeschock-Transkriptionsfaktor-1 (HSF-1) bei der ATTR-Amyloidose hochreguliert. HSF-1-defiziente Mäuse ent-

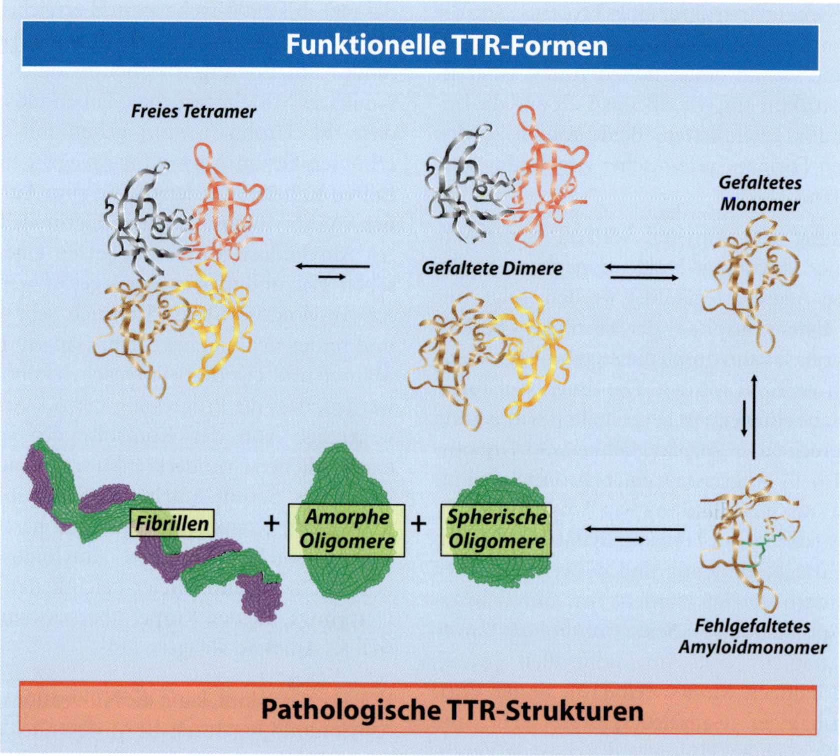

Abb. 3.1: ATTR-Amyloidkaskade: Mutationen im *TTR*-Gen können zu einer Destabilisierung des nativen TTR-Tetramers und einer verstärkten Dissoziation in Di- und Monomere führen, die sich nach Fehlfaltung zu Oligomeren und schließlich nicht-löslichen Amyloidfibrillen zusammenlagern. Adaptiert von [28].

wickeln schnell eine Amyloidose [15]. Unser Verständnis über Proteinfaltung nimmt zu, nicht zuletzt auf Grund der Erforschung der Proteinfehlfaltungskrankheit Amyloidose. Proteinfaltung ist komplex und kritisch für die korrekte Funktion eines Peptids/Proteins. Fehlfaltung kann den Verlust der physiologischen und den Erwerb einer pathologischen Funktion bedeuten. In der Zelle finden sich Dysaggregationssysteme (= Komplex verschiedener Chaperone-Moleküle), die Fehlfaltungen verhindern bzw. auflösen. Die Untersuchung ihrer pathophysiologischen Bedeutung bei Amyloidose ist weiterhin Gegenstand laufender Studien [16].

Zahlreiche Amyloidproteine sind proteolytische Spaltprodukte eines größeren Vorläuferproteins [17]. Der Prototyp ist die Aβ-Amyloidose des Gehirns bei Morbus Alzheimer. Erst eine pathologische Proteolyse des großen transmembranären Proteins durch eine β- und γ-Sekretase führt zur Freisetzung des amyloidogenen Aβ-Peptids. Aber auch bei nicht-zerebralen Amyloidosen besteht das Amyloidprotein oft aus unterschiedlich langen Fragmenten eines proteolytisch modifizierten Peptids [18, 19]. In eigenen Untersuchungen konnten wir zeigen, dass Cysteinproteasen offenbar die Entstehung und Progression von Amyloid begünstigen und dass Proteasen bei der Entstehung und beim Abbau von Amyloid beteiligt sind. Auch wenn Amyloid eine relativ stabile inerte Struktur ist, so kann es doch abgebaut werden und unterliegt einem gewissen Umsatz [20].

Der bemerkenswerteste Befund bei Amyloidosen ist die insgesamt geringe zelluläre Reaktion. Nur selten werden Amyloidablagerungen von einem Entzündungsinfiltrat begleitet. In einer Studie wurden bei der Hälfte der Patienten (N=13) mit AA- und AL-Amyloidose histozytäre Riesenzellen angrenzend an die Amyloidablagerungen gefunden [21]. Es stellt sich die Frage, ob Entzündungszellen überhaupt eine Rolle bei der Amyloidose spielen. Dafür sprechen zahlreiche Zellkulturexperimente, die belegt haben, dass Makrophagen an der Bildung von Amyloid beteiligt sind: Bei der AA-Amyloidose lässt sich mit kultivierten Makrophagen Amyloid erzeugen [20, 22].

Die hereditäre ATTR-Amyloidose hat uns weitere wichtige Hinweise dafür geliefert, dass neben biophysikalischen Faktoren auch der polygenetische Hintergrund und individuelle Einflussfaktoren eine Rolle spielen. Bei Vorliegen der gleichen Keimbahnmutation manifestiert sich die ATTR-Amyloidose innerhalb derselben Familie, zwischen ethnisch unterschiedlichen Patientenpopulationen und bei Vorliegen verschiedener Mutation sehr unterschiedlich: die Ätiopathogenese der Amyloidosen ist multifaktoriell sowohl bezogen auf die verschiedenen Formen der Amyloidose, als auch bezogen auf die einzelne Amyloidoseform [23].

In vivo Zusammensetzung des Amyloids

In vivo gebildetes Amyloid unterscheidet sich von den *in vitro* hergestellten Polypeptidaggregaten durch eine Cross-β-Struktur. Alle extrazellulär auftretenden Amyloidablagerungen des Menschen weisen außer dem Amyloidprotein noch die Amyloid-P Komponente, hochsulfatierte Glykosaminoglykane und Proteoglykane sowie in variabler Menge Apolipoprotein AI und E auf [24]. Diese bei fast jeder Form der Amyloidose nachweisbaren Bestandteile werden inzwischen unter dem Begriff "Amyloid-Signaturproteine" zusammengefasst [25]. Die Amyloid-P-Komponente ist ein Pentamer und identisch mit der Serum-Amyloid-P-Komponente. Es weist eine Sequenzhomologie zu C-reaktivem Peptid auf und findet sich als physiologischer Bestandteil in elastischen Membranen. Die Zusammensetzung der hochsulfatierten Glykosaminoglykane und Proteoglykane variiert im Amyloid. Die Glykosaminoglykane können mit der Alcianblau-Färbung nachgewiesen werden [26]. Die Amyloid-P-Komponente ist diagnostisch relevant und unterscheidet die Amyloide von den Immunglobulin-Leicht- und -Schwerkettenablagerungskrankheiten [27]. Den Glykosaminoglykanen und Proteoglykanen fällt in der klinischen Pathologie bislang keine diagnostische oder prognostische Bedeutung zu.

Außerdem können in Amyloidablagerungen noch andere Zell- und Gewebebestandteile und partiell aus dem Serum stammende Proteine vorliegen, die einerseits diagnostisch hilfreich sein können, andererseits aber auch die immunhistologische und proteinbiochemische Klassifikation der Amyloidablagerungen erschweren (☞ Kap. 6.3.). Teilweise haben sie eine ätiopathogenetische Bedeutung bei der Entstehung und dem Abbau des Amyloids [1, 24].

Literatur

1. Merlini G, Bellotti V. Molecular mechanisms of amyloidosis. N Engl J Med 2003;349:583-96.

2. Chiti F, Dobson CM. Annu Rev Biochem. 2017;86:27-6820.

3. Connors LH, Lim A, Prokaeva T, Roskens VA, Costello CE. Tabulation of human transthyretin (TTR) variants. Amyloid 2003;10:160-84.

4. Rowczenio D, Wechalekar A. Mutations in Hereditary Amyloidosis 2015. Available from: http://amyloidosismutations.com/mut-attr.php. February 2024.

5. Johnson SM, Connelly S, Fearns C, Powers ET, Kelly JW. The transthyretin amyloidoses: from delineating the molecular mechanism of aggregation linked to pathology to a regulatory-agency-approved drug. J Mol Biol 2012;421:185-203.

6. Yee AW, Aldeghi M, Blakeley MP, Ostermann A, Mas PJ, Moulin M, de Sanctis D, Bowler MW, Mueller-Dieckmann C, Mitchell EP, Haertlein M, de Groot BL, Boeri Erba E, Forsyth VT. A molecular mechanism for transthyretin amyloidogenesis. Nat Commun 2019;10: 925.

7. Kisilevsky R, Lemieux L, Boudreau L, Dun-Sheng Y, Fraser P. New clothes for amyloid enhancing factor (AEF): silk as AEF. Amyloid 1999;6:98-106.

8. Lundmark K, Westermark GT, Nystrom S, Murphy CL, Solomon A, Westermark P. Transmissibility of systemic amyloidosis by a prion-like mechanism. Proc Natl Acad Sci U S A 2002;99:6979-84.

9. Lundmark K, Westermark GT, Olsen A, Westermark P. Protein fibrils in nature can enhance amyloid protein A amyloidosis in mice: Cross-seeding as a disease mechanism. Proc Natl Acad Sci U S A 2005;102:6098-102.

10. Sorby R, Espenes A, Landsverk T, Westermark G. Rapid induction of experimental AA amyloidosis in mink by intravenous injection of amyloid enhancing factor. Amyloid 2008;15:20-8.

11. Solomon A, Richey T, Murphy CL, Weiss DT, Wall JS, Westermark GT, Westermark P. Amyloidogenic potential of foie gras. Proc Natl Acad Sci U S A 2007;104: 10998-1001.

12. Murakami T, Muhammad N, Inoshima Y, Yanai T, Goryo M, Ishiguro N. Experimental induction and oral

transmission of avian AA amyloidosis in vaccinated white hens. Amyloid 2013;20:80-5.

13. Gillmore JD, Lovat LB, Persey MR, Pepys MB, Hawkins PN. Amyloid load and clinical outcome in AA amyloidosis in relation to circulating concentration of serum amyloid A protein. Lancet 2001;358:24-9.

14. Merlini G, Dispenzieri A, Sanchorawala V, Schönland SO, Palladini G, Hawkins PN, Gertz MA. Systemic immunoglobulin light chain amyloidosis. Nat Rev Dis Primers 2018;4:38.

15. Almeida MR, Saraiva MJ. Clearance of extracellular misfolded proteins in systemic amyloidosis: experience with transthyretin. FEBS Lett 2012;586:2891-96.

16.Wentink A, Rosenzweig R. Protein disaggregation machineries in the human cytosol. Curr Opin Struct Biol 2023.

17. Acquasaliente L, De Filippis V. The Role of Proteolysis in Amyloidosis. Int J Mol Sci. 2022;24:699.

18. Ihse E, Rapezzi C, Merlini G, Benson MD, Ando Y, Suhr OB, Ikeda S, Lavatelli F, Obici L, Quarta CC, Leone O, Jono H, Ueda M, Lorenzini M, Liepnieks J, Ohshima T, Tasaki M, Yamashita T, Westermark P. Amyloid fibrils containing fragmented ATTR may be the standard fibril composition in ATTR amyloidosis. Amyloid 2013; 20:142-50.

19. Röcken C, Menard R, Bühling F, Vöckler S, Raynes J, Stix B, Krüger S, Roessner A, Kähne T. Proteolysis of serum amyloid A and AA amyloid proteins by cysteine proteases: cathepsin B generates AA amyloid proteins and cathepsin L may prevent their formation. Ann Rheumatic Diseases 2005;64:808-15.

20. Nystrom SN, Westermark GT. AA-Amyloid is cleared by endogenous immunological mechanisms. Amyloid 2012;19:138-45.

21. Röcken C, Stix B, Brömme D, Ansorge S, Roessner A, Bühling F. A putative role for cathepsin K in degradation of AA and AL amyloidosis. Am J Pathol 2001;158:1029-38.

22. Kluve-Beckerman B, Liepnieks JJ, Wang LS, Benson MD. A cell culture system for the study of amyloid pathogenesis - Amyloid formation by peritoneal macrophages cultured with recombinant serum amyloid A. Am J Pathol 1999;155:123-33.

23. Plante-Bordeneuve V, Said G. Familial amyloid polyneuropathy. Lancet Neurol 2011;10:1086-97.

24.Gottwald J, Röcken C. The amyloid proteome: a systematic review and proposal of a protein classification system. Crit Rev Biochem Mol Biol 2021;56:526-542.

25. Buxbaum JN, Dispenzieri A, Eisenberg DS, Fändrich M, Merlini G, Saraiva MJM, Sekijima Y, Westermark P. Amyloid nomenclature 2022: recommendations by the International Society of Amyloidosis (ISA) nomenclature committee. Amyloid 2022;29:213-219.

26. Karlsson M, Björnsson S. Quantitation of proteoglycans in biological fluids using Alcian blue. Methods Mol Biol 2001;171:159-173.

27. Buxbaum JN, Chuba JV, Hellman GC, Solomon A, Gallo GR. Monoclonal immunoglobulin deposition disease: light chain and light and heavy chain deposition diseases and their relation to light chain amyloidosis. Clinical features, immunopathology, and molecular analysis. Ann Intern Med 1990;112:455-464.

28. Bulawa CE, Connelly S, Devit M, Wang L, Weigel C, Fleming JA, Packman J, Powers ET, Wiseman RL, Foss TR, Wilson IA, Kelly JW, Labaudinière R. Tafamidis, a potent and selective transthyretin kinetic stabilizer that inhibits the amyloid cascade. Proc Natl Acad Sci U S A 2012;109:9629-34.

4. Epidemiologie

Abkürzungen ☞ auch Tab. 9.1

Die exakte Inzidenz und Prävalenz von Amyloidosen, speziell auch der ATTR-Amyloidose, sind derzeit nicht bekannt. Verschiedene Faktoren haben aber in letzter Zeit zur Zunahme der "*Awareness*" für die Erkrankung geführt. Dazu gehören die Etablierung der Szintigrafie als nicht invasives Diagnostikum für die ATTRwt-Amyloidose, neue Therapieoptionen insbesondere bei AL- und ATTR-Amyloidose und effektivere Therapieoptionen für chronisch-entzündliche Erkrankungen als Ursache der AA-Amyloidose. Als Folge davon konnte ein Wandel der Prävalenz und Inzidenz bei gleichzeitiger Reduktion der Dunkelziffer beobachtet werden [1]. Gemäß Daten des britischen nationalen Amyloidosezentrums [1] aus dem Zeitfenster 1987 bis 2019 sowie ersten Daten des deutschen nationalen Amyloidoseregisters aus dem Zeitfenster 2018 bis 2020 (Vortrag V590, DGHO Jahrestagung 2023) ist die AL-Amyloidose die am häufigsten diagnostizierte Form bei deutlicher relativer Zunahme der ATTRwt-Amyloidose in den neueren Daten. Kongruent hierzu zeigen Daten aus Frankreich bereits die ATTRwt-Amyloidose als häufigste Zuweisungsdiagnose mit 15-fachem Anstieg im Zeitraum 2019-2020 verglichen mit 2010-2012, bei gleichzeitiger Zunahme der AL-Amyloidosen sowie stabiler Zuweisung von Fällen mit ATTRv-Amyloidose [2]. Gemäß Mellqvist et al. 2023 lässt sich ein Anstieg der Inzidenz der AL-Amyloidose von 2011 bis 2019 von 10,5 auf 15,1 Fälle/Mio. Einwohner belegen [3].

Verfügbare Daten bezüglich der kardialen ATTRwt-Amyloidose beziehen sich meist auf ausgewählte Kollektive, z.B. Patienten mit Herzinsuffizienz oder linksventrikulärer Hypertrophie unklarer Genese, Carpaltunnelsyndrom, Knochenszintigrafie bei nicht-kardialer Indikation [4]. Insbesondere bei Patienten mit hypertropher Kardiomyopathie, Herzinsuffizienz mit erhaltener Pumpfunktion (HFpEF) sowie Aortenstenose im Alter lassen sich vermehrt kardiale ATTR-Amyloidosen nachweisen [4]. Die Prävalenz von inzidentell diagnostizierter kardialer ATTR-Amyloidose bei einer Knochenszintigrafie liegt in einer aktuellen Metaanalyse bei 1,1 % [5].

Die ATTRv-Amyloidose stellt die häufigste Form der hereditären Amyloidosen dar und kommt weltweit vor. Ihre Prävalenz wird auf insgesamt ca. 0,6 bis 1,1 pro 1 Mio. Einwohner geschätzt. In Eu-

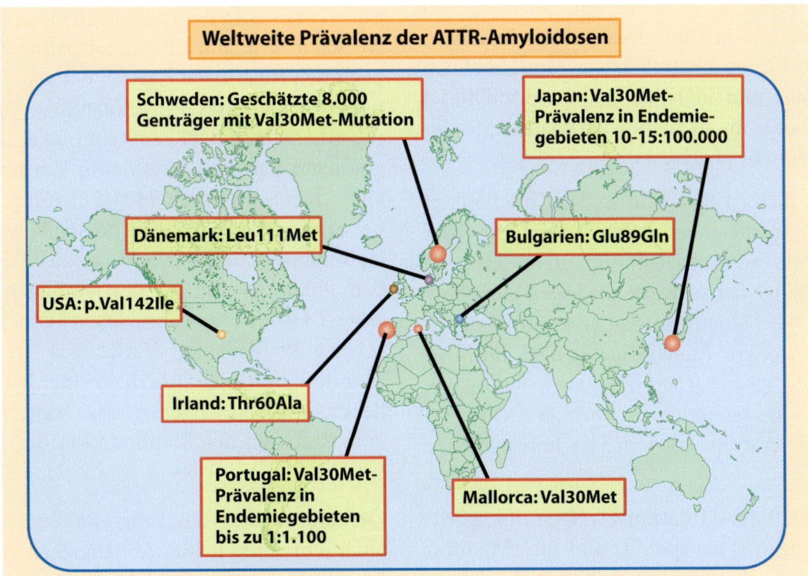

Abb. 4.1: Geographische Verteilung der *TTR*-Mutationen. Endemiegebiete der p.Val50Met-Mutation und Beispiele für lokale Häufungen anderer Mutationen. Adaptiert nach [7, 10, 12-17].

ropa beträgt sie weniger als 1:100.000 Einwohner [6], in Japan ist sie mit ca. 1:1 Mio. Einwohner noch niedriger, obwohl auch dort endemische Gebiete vorkommen [7]. Die globale Prävalenz wird nach einer Synthese der epidemiologischen Evidenz auf 10.186 Erkrankte (Spanne 5.526-38.468) geschätzt [8].

Die Prävalenz der ATTRv-Amyloidose innerhalb des Kollektivs der älteren Patienten mit kardialer ATTR-Amyloidose ohne Hinweise auf genetische Prädisposition wird unterschätzt und beträgt gemäß spanischer Daten 6,5 % [9].

Die p.Val50Met-Mutation ist die häufigste Mutation unter den über 140 unterschiedlich bekannten Mutationen im *TTR*-Gen. Sie zeigt in einigen Ländern deutliche regionale Häufungen, unter anderem im Norden Portugals (Regionen Póvoa do Varzim und Vila do Conde), in Nordschweden (Piteå und Skellefteå) und in Japan (Nagano, Kumamoto, Ishikawa), kommt aber auch in einigen kleineren Endemiegebieten in Brasilien, auf den Balearen und im Norden Zyperns gehäuft vor. In den Endemiegebieten Portugals findet sich eine Prävalenz von bis zu 1 in 1.100 Einwohnern [10]. Interessanterweise beginnt bei Patienten mit dieser Mutation und der ethnischen Herkunft Portugal die Erkrankung vor dem 40. Lebensjahr (Durchschnittsalter 33 Jahre), während eine ethnische Herkunft aus Schweden ein Auftreten von Symptomen erst mit durchschnittlich 56 Jahren erwarten lässt. In Zentraleuropa (einschließlich Deutschland) und in Japan kommt p.Val50Met sowohl in der früh- als auch in der spätmanifestierenden Form vor [7, 11].

Außerhalb dieser Cluster findet man p.Val50Met weltweit in nicht-endemischer Form, entweder familiär mit autosomal-dominantem Erbgang oder – als Folge der teilweise niedrigen Genpenetranz [12] – bei singulären Patienten ohne offensichtlich betroffene Angehörige. Je nach Bevölkerungszugehörigkeit variiert der Manifestationstyp; so lässt sich in Frankreich ein portugiesischer von einem nicht-portugiesischen Typ unterscheiden [18].

Nicht-p.Val50Met-Mutationen zeigen nur spärliche Häufungen („*hot spots*"), und ihre Manifestation erfolgt überwiegend mit spätem Beginn (Symptombeginn >50 Jahre, *late-onset*). Einzelne stark pathogene Mutationen wie p.Leu75Pro können zu aggressiven Verläufen mit sehr frühem Beginn (ab 20. Lebensjahr) führen [19].

In Deutschland, Frankreich, Italien und Japan ist das genetische Spektrum an *TTR*-Mutationen breit. Die Häufigkeit von Nicht-p.Val50Met-Mutationen variiert in diesen Ländern und weicht deutlich von der in den USA gefundenen Verteilung ab. In der afroamerikanischen Bevölkerung der USA findet sich p.Val142Ile als häufigste Mutation. Ihre Häufigkeit wird in dieser Population auf 3 bis 3,9 % geschätzt; in der kaukasischen und hispanischen US-Bevölkerung beträgt sie nur 0,4 bzw. 0 % [8, 9]. Die p.Leu131Met-Mutation wiederum wird vor allem in der dänischen Bevölkerung gefunden [20].

Das Alter bei Beginn der Symptome variiert zwischen dem 3. und 9. Lebensjahrzehnt. Durchschnittlich 8-10 Jahre nach Beginn der ersten Symptome versterben die Patienten unbehandelt an den Folgen der Erkrankung. Die Heterogenität der Symptomatik ist teils durch die unterschiedlichen Mutationen, teils durch den ethnisch-genetischen Hintergrund und vermutlich auch durch weitere, bisher nicht bekannte Faktoren bestimmt [21]. So ist das führende Symptom z.B. bei der p.Val50Met-Mutation eine progrediente sensomotorisch-autonome Neuropathie (historisch als FAP 1 bezeichnet), während Mutationen wie p.Leu78His, p.Lys90Asn, p.Ile104Ser, p.Tyr134His typischerweise mit einem Karpaltunnelsyndrom beginnen (historisch FAP 2). Bei den *TTR*-Mutationen p.Val142Ile, p.Val40Ile, p.Thr80Ala, p.Leu131Met, p.Ile88Leu steht hingegen eine progrediente Kardiomyopathie im Vordergrund der klinischen Symptomatik [21, 22]. Einige sehr seltene Mutationen wie z.B. die p.Asp38Gly führen zur leptomeningealen Amyloidose [23]. Obwohl man den Phänotyp anhand des jeweiligen Genotyps einer *TTR*-Mutation abschätzen kann, gibt es eine gewisse verbleibende Variabilität an klinischer Manifestation auch innerhalb einer Familie. Es ist daher davon auszugehen, dass weitere Faktoren eine Rolle bei der Manifestation der Symptome spielen.

Deshalb variiert die Prognose der Amyloidose auch sehr stark, u.a. in Abhängigkeit von Subtyp, Muster und Ausmaß des Organbefalls, Zeitpunkt der Diagnose sowie Mutation bei hereditären Formen. Insbesondere die kardiale Manifestation geht ungeachtet des Subtyps mit einer schlechten Prognose einher und bestimmt diese maßgeblich. So beträgt das 2-Jahres-Überleben bei kardialer ATTR-Amyloidose insgesamt 73,3 %. Patienten mit ATTRwt-Amyloidose haben ein besseres Überleben bei Adjustierung für potenzielle Störgrößen [4]. Bei ATTRv-Amyloidose variiert die Prognose in Abhängigkeit von der Mutation. Während p.Val50Met-Mutationen mit einer geringeren Mortalität einhergehen (2-Jahres-Überleben 92,1 %), zeigen Patienten mit p.Val142Ile (2-Jahres-Überleben 58,8 %) und p.Thr80Ala-Mutation (2-Jahres-Überleben 81,4 %) unbehandelt höhere Mortalitätsraten [4]. Eine frühzeitige Diagnose der kardialen ATTR-Amyloidose geht mit einer deutlich geringeren Mortalität einher [24]. Die kardialen Biomarker erlauben bei ATTRwt-Amyloidose [25] sowie bei Kombination mit eGFR eine Risikostratifizierung in verschiedene Prognosegruppen [26]. Durch kausale Therapien wie TTR-Stabilisatoren und *Gene Silencers* kann eine Verbesserung der Prognose mit einem 2-Jahres-Überleben von 79,9 % vs. 72,4 % bei natürlichem Verlauf erreicht werden [4].

Literatur

1. Ravichandran S, Lachmann HJ, Wechalekar AD. Epidemiologic and Survival Trends in Amyloidosis, 1987-2019. N Engl J Med 2020;382(16):1567-8.

2. Damy T, Zaroui A, de Tournemire M, Kharoubi M, Gounot R, Galat A, et al. Changes in amyloidosis phenotype over 11 years in a cardiac amyloidosis referral centre cohort in France. Arch Cardiovasc Dis 2023;116(10): 433-46.

3. Mellqvist UH, Cai Q, Hester LL, Grovdal M, Borsum J, Rahman I, et al. Epidemiology and clinical outcomes of light-chain amyloidosis in Sweden: A nationwide population-based study. Eur J Haematol 2023;111(5):697-705.

4. Antonopoulos AS, Panagiotopoulos I, Kouroutzoglou A, Koutsis G, Toskas P, Lazaros G, et al. Prevalence and clinical outcomes of transthyretin amyloidosis: a systematic review and meta-analysis. Eur J Heart Fail 2022; 24(9):1677-96.

5. Treglia G, Martinello C, Dondi F, Albano D, Bertagna F, Rizzo A, et al. Prevalence of incidental findings suspicious for transthyretin cardiac amyloidosis among patients undergoing bone scintigraphy: A systematic review and a meta-analysis. J Clin Med 2023;12(17).

6. Ando Y, Coelho T, Berk JL, Cruz MW, Ericzon BG, Ikeda S, et al. Guideline of transthyretin-related hereditary amyloidosis for clinicians. Orphanet J Rare Dis 2013;8:31.

7. Kato-Motozaki Y, Ono K, Shima K, Morinaga A, Machiya T, Nozaki I, et al. Epidemiology of familial amyloid polyneuropathy in Japan: Identification of a novel endemic focus. J Neurol Sci 2008;270(1-2):133-40.

8. Schmidt HH, Waddington-Cruz M, Botteman MF, Carter JA, Chopra AS, Hopps M, et al. Estimating the global prevalence of transthyretin familial amyloid polyneuropathy. Muscle Nerve 2018;57(5):829-37.

9. Gallego Delgado M, Gayan Ordas J, Eiros R, Garcia Berrocal B, Sanchez PL, Villacorta E. Importance of genetic study in elderly patients with transthyretin cardiac amyloidosis. Med Clin (Barc) 2023.

10. Sousa A, Coelho T, Barros J, Sequeiros J. Genetic epidemiology of familial amyloidotic polyneuropathy (FAP)-type I in Povoa do Varzim and Vila do Conde (north of Portugal). Am J Med Genet 1995;60(6):512-21.

11. Hund E, Kristen AV, Auer-Grumbach M, Geber C, Birklein F, Schulte-Mattler W, et al. Transthyretin-Amyloidose (ATTR-Amyloidose): Empfehlungen zum Management in Deutschland und Österreich. . Aktuelle Neurologie 2018;45:605-16.

12. Hellman U, Alarcon F, Lundgren HE, Suhr OB, Bonaiti-Pellie C, Plante-Bordeneuve V. Heterogeneity of penetrance in familial amyloid polyneuropathy, ATTR Val30Met, in the Swedish population. Amyloid 2008; 15(3):181-6.

13. Yamashita T, Hamidi Asl K, Yazaki M, Benson MD. A prospective evaluation of the transthyretin Ile122 allele frequency in an African-American population. Amyloid 2005;12(2):127-30.

14. Jacobson DR, Alexander AA, Tagoe C, Buxbaum JN. Prevalence of the amyloidogenic transthyretin (TTR) V122I allele in 14 333 African-Americans. Amyloid 2015; 22(3):171-4.

15. Kirov A, Sarafov S, Pavlova Z, Todorov T, Chamova T, Gospodinova M, et al. Founder effect of the Glu89Gln TTR mutation in the Bulgarian population. Amyloid 2019;26(4):181-5.

16. Waddington-Cruz M, Schmidt H, Botteman MF, Carter JA, Stewart M, Hopps M, et al. Epidemiological and clinical characteristics of symptomatic hereditary transthyretin amyloid polyneuropathy: a global case series. Orphanet J Rare Dis 2019;14(1):34.

17. Reilly MM, Staunton H, Harding AE. Familial amyloid polyneuropathy (TTR ala 60) in north west Ireland: a clinical, genetic, and epidemiological study. J Neurol Neurosurg Psychiatry 1995;59(1):45-9.

18. Adams D, Lozeron P, Theaudin M, Mincheva Z, Cauquil C, Adam C, et al. Regional difference and similarity

of familial amyloidosis with polyneuropathy in France. Amyloid 2012;19 Suppl 1:61-4.

19. Jacobson DR, McFarlin DE, Kane I, Buxbaum JN. Transthyretin Pro55, a variant associated with early-onset, aggressive, diffuse amyloidosis with cardiac and neurologic involvement. Hum Genet 1992;89(3):353-6.

20. Svendsen IH, Steensgaard-Hansen F, Nordvag BY. A clinical, echocardiographic and genetic characterization of a Danish kindred with familial amyloid transthyretin methionine 111 linked cardiomyopathy. Eur Heart J 1998;19(5):782-9.

21. Niemietz C, Röcken C, Schilling M, Stypman J, Uhlig CE, Schmidt HH. Transthyretin-assoziierte familiäre Amyloidpolyneuropathie. Wann es wichtig ist, daran zu denken. Dtsch Med Wochenschr 2018;143:427-30.

22. Koike H, Morozumi S, Kawagashira Y, Iijima M, Yamamoto M, Hattori N, et al. The significance of carpal tunnel syndrome in transthyretin Val30Met familial amyloid polyneuropathy. Amyloid 2009;16(3):142-8.

23. Jin K, Sato S, Takahashi T, Nakazaki H, Date Y, Nakazato M, et al. Familial leptomeningeal amyloidosis with a transthyretin variant Asp18Gly representing repeated subarachnoid haemorrhages with superficial siderosis. J Neurol Neurosurg Psychiatry 2004;75(10):1463-6.

24. Ioannou A, Patel RK, Razvi Y, Porcari A, Sinagra G, Venneri L, et al. Impact of earlier diagnosis in cardiac ATTR amyloidosis over the course of 20 years. Circulation 2022;146(22):1657-70.

25. Grogan M, Scott CG, Kyle RA, Zeldenrust SR, Gertz MA, Lin G, et al. Natural history of wild-type transthyretin cardiac amyloidosis and risk stratification using a novel staging system. J Am Coll Cardiol 2016;68(10):1014-20.

26. Gillmore JD, Damy T, Fontana M, Hutchinson M, Lachmann HJ, Martinez-Naharro A, et al. A new staging system for cardiac transthyretin amyloidosis. Eur Heart J 2018;39(30):2799-806.

5. Klinisches Bild der ATTR-Amyloidosen

Abkürzungen ☞ auch Tab. 9.1

Die klinische Symptomatik hereditärer ATTR-Amyloidosen ist variabel.

Hauptmanifestationen bei ATTRv sind eine rasch progrediente Polyneuropathie und Kardiomyopathie in unterschiedlicher Gewichtung, abhängig von der jeweiligen Mutation und – bei der Mutation p.Val50Met – auch von der Region (Portugal vs. Schweden) und dem Manifestationsalter (*early-onset vs. late-onset*).

Weitere Organmanifestationen und ein beidseitiges Karpaltunnelsyndrom können der PNP-Symptomatik vorausgehen. Sehr selten kommen leptomeningeale Verlaufsformen vor. Eine Übersicht über die Organmanifestationen der Amyloidosen gibt Abb. 5.1.

5.1. Sensomotorische und ZNS-Manifestation

Eine Hauptmanifestationsform der ATTR-Amyloidosen ist die Transthyretin-assoziierte familiäre Amyloid-Polyneuropathie (ATTRv-Polyneuropathie). In dieser klassischen Verlaufsform wurden hereditäre Amyloidosen 1952 erstmals in Portugal beschrieben [1] mit der Folge, dass der Begriff "familiäre Amyloid-Polyneuropathie" (FAP) lange Zeit in der Literatur synonym für die ATTRv-Amyloidose benutzt wurde, auch wenn diese ganz andere, nicht-neuropathische Verläufe umfassen kann. Die Polyneuropathie bei ATTRv-Amyloidose beginnt in der klassischen portugiesischen Form charakteristischerweise als *Small-Fiber*-Polyneuropathie mit autonomen Symptomen. Im Frühstadium zeigt sich sensorisch ein dissoziiertes Muster mit Sensibilitätsstörungen distal

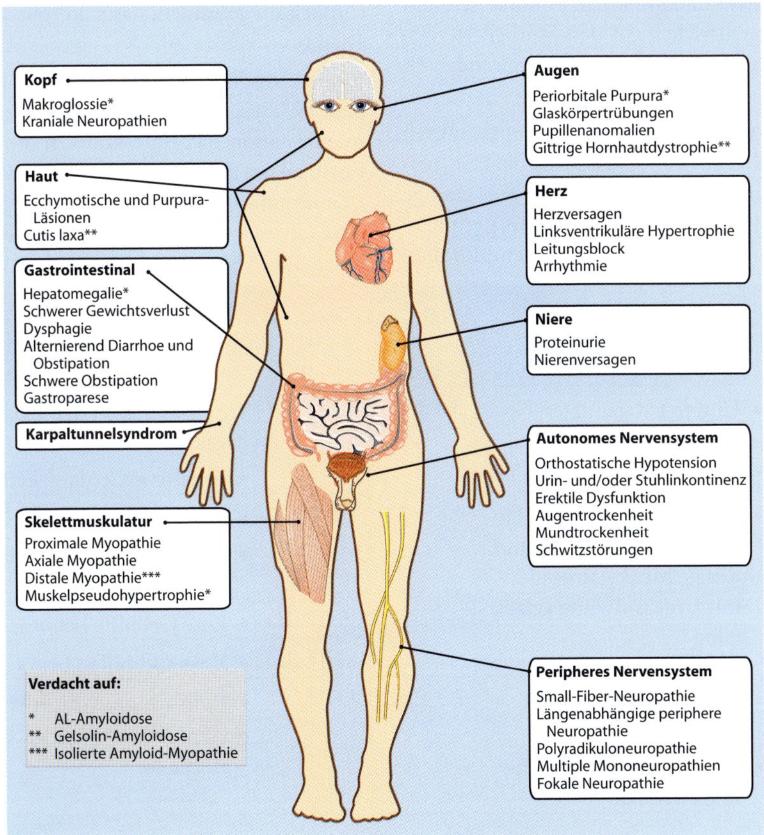

Abb. 5.1: Neurologische und systemische Manifestationen der Amyloidose.

an den unteren Extremitäten, mit frühzeitiger Reduktion der Schmerz- und Temperaturempfindung bei relativ erhaltener Sensibilität für Berührung, Vibration und Propriozeption. Im Verlauf sind auch die großkalibrigen sensiblen und motorischen Fasern betroffen, so dass sich eine sensomotorische Neuropathie ausbildet, die bald auch die obere Extremität mit einbezieht [2, 3]. Zu Beginn klagen die Patienten entsprechend über brennende Missempfindungen an den Zehen und Füßen, im weiteren Verlauf sind alle sensiblen Qualitäten reduziert. Innerhalb von Monaten kommen Paresen hinzu. Wie oben beschrieben, entwickeln sich parallel rasch autonome Störungen (☞ Kap. 5.2.). Die Gehfähigkeit ist in der Regel nach wenigen Jahren beeinträchtigt. Die Symptomentwicklung erfolgt progredient. Die Einteilung der Krankheitsstadien richtet sich entsprechend nach Symptomentwicklung und der Einschränkung der Mobilität [4, 5]. Verschiedene Stadieneinteilungen, die für die Klassifizierung von Betroffenen in klinischen Studien relevant sind, wurden entwickelt. In den Studien werden am häufigsten die Coutinho-Stadien vewendet (☞ Tab. 5.1).

Begleitend sind – eventuell noch asymptomatisch – in vielen Fällen auch andere Organe befallen, insbesondere Herz, Darm und Auge. Nur eine geringe Zahl von Patienten hat eine isolierte periphere Neuropathie. Reduzierte Schmerzempfindung kann in Verbindung mit autonom-trophischen Störungen zu Ulzera an Füßen und Osteoarthropathien (Charcot-Gelenke) führen. Bei einigen Mutationen, z.B. p.Leu78His, beginnt die Erkrankung mit einem Karpaltunnelsyndrom, oft lange bevor andere Symptome auftreten (früher als Typ 2 der FAP bezeichnet). Sehr selten kommen atypische Manifestationen einer ATTRv-Amyloidose vor. Dies betrifft vor allem motorische Varianten mit Faszikulationen ähnlich einer Motoneuron-Erkrankung (“*ALS mimic*”). Andere Beschreibungen betreffen die ataktische Neuropathie und die Neuropathie kaudaler Hirnnerven [7, 8].

Die Lebenserwartung ist entsprechend den Organschäden erheblich eingeschränkt und beträgt ohne Therapie in den p.Val50Met-Endemiegebieten Portugals 10,8 Jahre nach Symptombeginn, in jenen Japans 8,8 Jahre. Bei den sporadisch außerhalb der Endemiegebiete mit späten Beginn auftretenden p.Val50Met-Fällen wurde in Japan sogar nur eine Überlebenszeit von 7,3 Jahren nach Symptombeginn gefunden, das sind nur 4,3 Jahre nach Diagnosestellung [9].

Eine Besonderheit der p.Val50Met-Mutation ist, dass sie zwei deutliche Altersgipfel für die Erstmanifestation hat. So erkranken die Patienten in Portugal fast ausschließlich an der Form mit früher Manifestation (ab dem 25. Lebensjahr, Median 32,5 Jahre), während schwedische Patienten mit der gleichen Mutation in der Gegend um Piteå und

Coutinho et al. 1980 [4]			Yamamoto et al. 2007 [5]	
	Klinisches Bild	Dauer (Jahre)		Klinisches Bild
Stadium 1	• Untere Extremitäten betroffen • Gehen ohne Hilfe möglich	5,6 ± 2,8	PND I	• Sensibilität in den Extremitäten gestört • Erhaltene Gehfähigkeit
Stadium 2	• Paresen auch an den Händen, oft Steppergang und distale Muskelatrophie, mit Unterstützung gehfähig	4,8 ± 3,6	PND II	• Schwierigkeiten beim Gehen • Keine Notwendigkeit einer Gehhilfe
			PND IIIa	• Eine Gehhilfe benötigt
			PND IIIb	• Zwei Gehhilfen benötigt
Stadium 3	• Rollstuhlpflichtig oder bettlägerig • Generalisierte Schwäche und Areflexie	2,3 ± 3,1	PND IV	• Rollstuhlpflichtig oder bettlägerig • Generalisierte Schwäche und Areflexie

Tab. 5.1: Gegenüberstellung der Stadieneinteilung der TTR-FAP nach Coutinho und Yamamoto. Adaptiert von [17]. **PND**-Score = Polyneuropathy Disability.

	Early-onset-p.Val50Met-ATTRv-Amyloidose	*Late-onset*-p.Val50Met-ATTRv-Amyloidose
Manifestationsalter	<50 Jahre	>50 Jahre
Land	Portugal, Japan, Brasilien	Schweden, Frankreich, Großbritannien, Italien, Japan
Positive Familienanamnese	94 %	48 %
Anfängliches klinisches Bild - Periphere Neuropathie - Autonome Neuropathie - Gewichtsverlust	 57 % 48 % 5 %	 81 % 10 % 0 %
Mittlere Zeit bis zur Benötigung einer Gehhilfe	>5,6 Jahre	3 Jahre
Kardiale Symptomatik	Progressive Reizleitungsstörung	Restriktive Kardiomyopathie, Herzinsuffizienz
Medianes Überleben	11 Jahre	7,3 Jahre
Todesursachen	Kachexie, Infektionen	Herzinsuffizienz, plötzlicher Tod, Kachexie oder sekundäre Infektion

Tab. 5.2: Besonderheiten und Verlauf der *Early-* und *Late-onset*-ATTR$_V$-Amyloidose [nach 17]. Siehe auch ausführliche Darstellung in [18], Tab. 5.3.

Skellefteå typischerweise erst spät erkranken (Median 56 Jahre) [10]. Vereinzelt wird die Erstdiagnose bei Patienten auch erst jenseits des 75. Lebensjahres gestellt [11]. Auch in anderen Regionen sind Spätmanifestationen bei verschiedenen Mutationen beschrieben worden [12, 13]. Früh- (*early-onset*) und Spät- (*late-onset*) Manifestationen der p.Val50Met-Mutation haben charakteristische Unterschiede. So sind autonome Symptome bei Patienten mit der *Late-onset*-Variante eher mild und die Kardiomyopathie steht mit im Vordergrund der klinischen Symptomatik (☞ Tab. 5.2). In Deutschland kommen wie auch in Italien, Frankreich und Japan beide Manifestationstypen vor. Als mögliche Faktoren für das unterschiedliche Manifestationsalter werden bislang unbekannte protektive Ko-Mutationen oder Polymorphismen in Genen, die den Proteinturnover regulieren, diskutiert. Auch nicht-genetische Faktoren können eine Rolle spielen [14]. Eine weitere Hypothese betrifft Unterschiede in der Zusammensetzung des Amyloids. Bei Patienten mit spätem Manifestationstyp besteht das Amyloid aus fragmentierten und unfragmentierten TTR-Molekülen, während Patienten mit früher Manifestation ausschließlich Amyloid aus unfragmentiertem TTR aufweisen [15]. Viele Nicht-p.Val50Met-Mutationen manifestieren sich erst im späten Erwachsenenalter. Von einzelnen stark pathogenen Mutationen (z.B. p.Leu75Pro) sind jedoch aggressive Verläufe mit sehr frühem Beginn (ab 20. Lebensjahr) bekannt [16].

Im Zuge der neuen Behandlungsmöglichkeiten kam auch der Früherkennung und der quantitativen Verlaufsbeurteilung mehr Bedeutung zu (☞ hierzu Kap. 6.).

Literatur

1. Andrade C. A peculiar form of peripheral neuropathy; familiar atypical generalized amyloidosis with special involvement of the peripheral nerves. Brain 1952;75:408-27.

2. Adams D, Coelho T, Obici L, Merlini G, Mincheva Z, Suanprasert N, Bettencourt BR, Gollob JA, Gandhi PJ, Litchy WJ, Dyck PJ. Rapid progression of familial amyloidotic polyneuropathy: a multinational natural history study. Neurology 2015;85:675-82.

3. Escolano-Lozano F, Barreiros AP, Birklein F, Geber C. Transthyretin familial amyloid polyneuropathy (TTR-FAP): Parameters for early diagnosis. Brain and Behavior 2017;8:e00889.

4. Coutinho P. In: Glenner GG Costa PP, Freitas AF, eds. *Amyloid and amyloidosis.* Amsterdam: Excerpta Medica, 1980.

5. Yamamoto S, Wilczek H, Nowak G, Larsson M, Oksanen A, Iwata T, Gjertsen H, Söderdahl G, Wikström L,

Ando Y, Suhr OB, Ericzon BG. Liver transplantation for familial amyloidotic polyneuropathy (FAP): a single-center experience over 16 years. Am J Transplant 2007; 7:2597-604.

6. Koike H, Ando Y, Ueda M, Kawagashira Y, Iijima M, Fujitake J, Hayashi M, Yamamoto M, Mukai E, Nakamura T, Katsuno M, Hattori N, Sobue G. Distinct characteristics of amyloid deposits in early- and late-onset transthyretin Val30Met familial amyloid polyneuropathy. J Neurol Sci 2009;287:178-84.

7. Adams D, Lozeron P, Theaudin M, Mincheva Z, Cauquil C, Adam C, Signate A, Vial C, Maisonobe T, Delmont E, Franques J, Vallat JM, Sole G, Pereon Y, Lacour A, Echaniz-Laguna A, Misrahi M, Lacroix C; French Network for FAP. Regional difference and similarity of familial amyloidosis with polyneuropathy in France. Amyloid 2012;19 Suppl 1:61-4.

8. Lozeron P, Lacroix C, Theaudin M, Richer A, Gugenheim M, Adams D, Misrahi M. An amyotrophic lateral sclerosis-like syndrome revealing an amyloid polyneuropathy associated with a novel transthyretin mutation. Amyloid 2013;20:188-92.

9. Koike H, Tanaka F, Hashimoto R, Tomita M, Kawagashira Y, Iijima M, Fujitake J, Kawanami T, Kato T, Yamamoto M, Sobue G. Natural history of transthyretin Val30Met familial amyloid polyneuropathy: analysis of late-onset cases from non-endemic areas. J Neurol Neurosurg Psychiatry 2012;83:152-8.

10. Hellman U, Alarcon F, Lundgren HE, Suhr OB, Bonaiti-Pellié C, Planté-Bordeneuve V. Heterogeneity of penetrance in familial amyloid polyneuropathy, ATTR Val30Met in the Swedish population. Amyloid 2008;15: 181-6.

11. Cappellari M, Cavallaro T, Ferrarini M, Cabrini I, Taioli F, Ferrari S, Merlini G, Obici L, Briani C, Fabrizi GM. Variable presentations of TTR-related familial amyloid polyneuropathy in seventeen patients. J PeripherNerv Syst 2011;16:119-29.

12. Zampino S, Sheikh FH, Vaishnav J, Judge D, Pan B, Daniel A, Brown E, Ebenezer G, Polydefkis M. Phenotypes associated with the Val122Ile, Leu58His, and late-onset Val30Met variants in patients with hereditary transthyretin amyloidosis. Neurology 2023;100:e2036-e44.

13. Miyake Z, Nakamagoe K, Ezawa N, Yoshinaga T, Hashimoto R, Sato T, Sekijima Y, Tamaoka A. Late-onset transthyretin (TTR)-familial Amyloid Polyneuropathy (FAP) with a long disease duration from non-endemic areas in Japan. Intern Med 2019;58:713-8.

14. da Costa G, Gomes RA, Guerreiro A, Mateus É, Monteiro E, Barroso E, Coelho AV, Freire AP, Cordeiro C. Beyond genetic factors in familial amyloidotic polyneuropathy: protein glycation and the loss of fibrinogen's chaperone activity. PLoS One 2011;6:e24850.

15. Ihse E, Stangou AJ, Heaton ND, O'Grady J, Ybo A, Hellman U, Edvinsson A, Westermark P. Proportion between wild-type and mutant protein in truncated compared to full-length ATTR: an analysis on transplanted transthyretin T60A amyloidosis patients. BiochemBiophys Res Commun 2009;379:846-50.

16. Jacobson DR, McFarlin DE, Kane I, Buxbaum JN. Transthyretin Pro55, a variant associated with early-onset, aggressive, diffuse amyloidosis with cardiac and neurologic involvement. Hum Genet 1992;89:353-6.

17. Adams D. Recent advances in the treatment of familial amyloid polyneuropathy. Ther Adv Neurol Disord 2013;6:129-39.

18. Kittleson MM, Ruberg FL, Ambardekar AV, Brannagan TH, Cheng RK, Clarke JO, Dember LM, Frantz JG, Hershberger RE, Maurer MS, Nativi-Nicolau J, Sanchorawala V, Sheikh FH. 2023 ACC Expert Consensus Decision Pathway on Comprehensive Multidisciplinary Care for the Patient With Cardiac Amyloidosis: A Report of the American College of Cardiology Solution Set Oversight Committee. J Am Coll Cardiol 2023;81:1076-1126.

5.2. Autonome Manifestationen

Die autonomen Nervenfasern sind bei der ATTRv-Amyloidose fast immer beteiligt (☞ Abb. 5.2). Durch endoneurale Amyloidablagerungen werden v.a. die kleinen unmyelinisierten Nervenfasern, zu denen auch die postganglionären sympathischen und parasympathischen Nervenfasern zählen, geschädigt [1]. Außerdem finden sich bei vielen Patienten Amyloidablagerungen auch in sympathischen Ganglien, v.a. bei der im jungen Erwachsenenalter symptomatisch werdenden *Early-onset*-Form der p.Val50Met-Mutation [2, 3]. Auch in der Häufigkeit und dem Schweregrad der autonomen Manifestation unterscheidet sich die *Early-onset*-Form der p.Val50Met-ATTRv-Amyloidose von der *Late-onset*-Form. Bei Patienten mit später Manifestation sind initial nur bei 10 % der Patienten autonome Symptome feststellbar, im Verlauf jedoch bei 39-54 % in Abhängigkeit von den betrachteten Symptomen. Bei der *Early-onset*-Form stellt die Beteiligung des autonomen Nervensystems bei 48 % das Erstsymptom dar. Während bei später Manifestation oft nur milde autonome Symptome auftreten, zeigen Patienten mit früher Manifestation schwere autonome Störungen, die durch kardiale Arrhythmien vital bedrohlich werden können [4]. Bereits früh kommt es zur erekti-

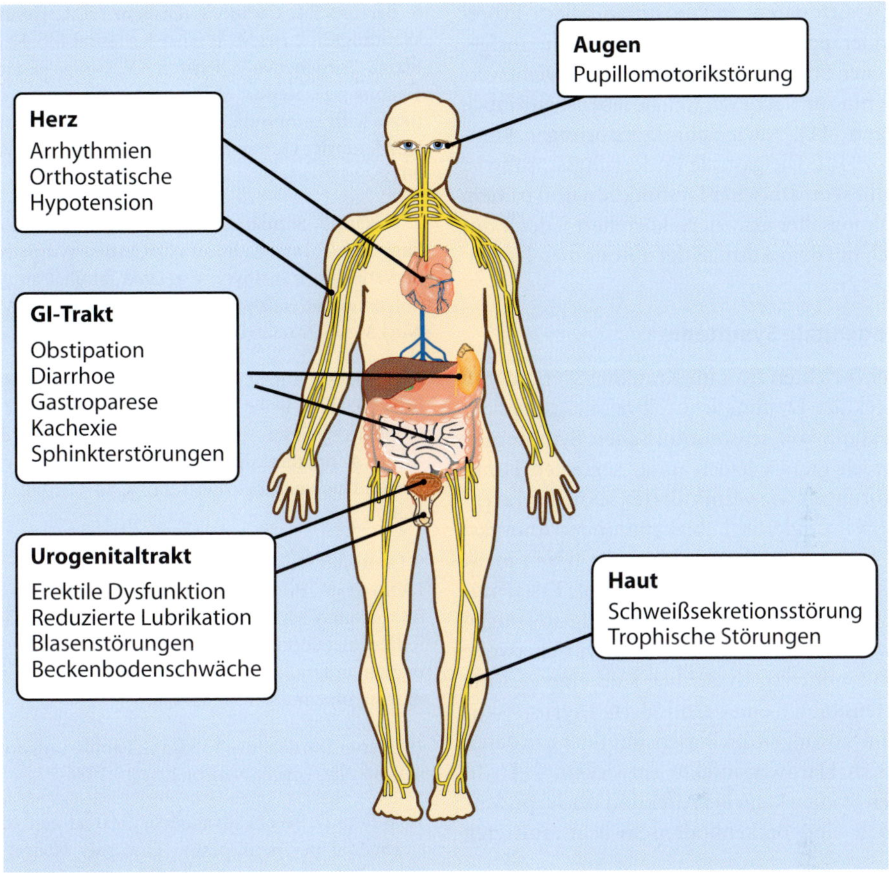

Abb. 5.2: Schematische Darstellung des autonomen Systems und seiner Beteiligung bei der hereditären ATTR-Amyloidose. Grafische Übersicht nach [4, 5, 10, 13-16].

len Dysfunktion, klinisch im Vordergrund stehen jedoch meist kardiale und gastrointestinale Beschwerden. Blasenstörungen treten erst in mittleren bis späten Krankheitsstadien auf, Schweißsekretionsstörungen und Störungen der Pupillomotorik kommen ebenfalls vor, sind jedoch oft nicht klinisch relevant [3]. Alle genannten autonomen Funktionsstörungen wurden bereits in der Erstbeschreibung der Erkrankung 1952 von Andrade erwähnt [5]. Bei Patienten mit autonomer Beteiligung ist die Lebensqualität stärker eingeschränkt als bei Patienten ohne [6].

Kardiale autonome Symptomatik

Abgegrenzt werden müssen durch Schädigung autonomer Nervenfasern verursachte Beschwerden von kardialen Symptomen, die auf dem Boden einer Amyloidablagerung im Herzparenchym, einer Amyloidkardiomyopathie, entstehen. Letztere können durch Schädigung der intrakardialen Reizweiterleitung ebenfalls zu Arrhythmien führen. Vor allem bei der *Early-onset*-Form der p.Val50Met-ATTRv-Amyloidose kommen kardiale Arrhythmien vor, die die Indikation zur Schrittmacherversorgung bedingen (40 % der Patienten mit *early-onset*, 12 % mit *late-onset*) [4]. In der Jod-123-Metaiodobenzylguanidin-Szintigrafie kann schon in frühen Krankheitsstadien eine kardiale sympathische Denervierung nachgewiesen werden [7, 8], welche mit reduziertem Langzeitüberleben assoziiert ist [9]. Neben kardialen Arrhythmien ist auch eine orthostatische Hypotension im Alltag störend. Patienten leiden unter Schwindel beim Aufstehen, Benommenheit und Synkopen [10].

Gastrointestinale Symptomatik

Patienten klagen sowohl über Obstipation als auch Diarrhoe, teilweise kommt beides im Wechsel vor [10]. Durch eine autonome Denervierung kommt es zur Gastroparese mit postprandialem Erbrechen oder postprandialer Diarrhoe. Im fortgeschrittenen Stadium kommt es zum Gewichtsverlust bis hin zur Kachexie, welche lebensbedrohlich sein kann [11]. Auch Sphinkterstörungen kommen vor [10]. Die gastrale Entleerungsstörung ist dabei mit sympathischer Dysfunktion und frühem Erkrankungsalter assoziiert, korreliert jedoch nur schwach mit dem Ausmaß der autonomen Neuropathie [12].

Urogenitale Symptome

Männer berichten früh im Krankheitsverlauf von einer erektilen Dysfunktion, teilweise sogar vor der Entwicklung von sensomotorischen Symptomen [10]. Auch Frauen leiden unter sexuellen Funktionsstörungen wie verminderter sexueller Erregbarkeit, verminderter Lubrikation oder Anorgasmie [13]. Blasenstörungen hingegen treten meist etwas später im Krankheitsverlauf auf. Erstsymptome sind hierbei Blasenentleerungsstörungen (39 %) oder Inkontinenz (24 %, typischerweise Stressinkontinenz). Ursächlich sind eine gestörte Blasensensibilität, eine verminderte Detrusoraktivität und Störungen des Blasensphinkters, in deren Folge sich Harnwegsinfekte entwickeln [14]. In späteren Stadien kann bei Affektion des N. pudendus auch eine Beckenbodenschwäche auftreten [15].

Literatur

1. Dyck PJ, Lambert EH. Dissociated sensation in amylidosis. Compound action potential, quantitative histologic and teased-fiber, and electron microscopic studies of sural nerve biopsies. Arch Neurol 1969;20:490-507.

2. Koike H, Misu K, Sugiura M, Iijima M, Mori K, Yamamoto M, Hattori N, Mukai E, Ando Y, Ikeda S, Sobue G. Pathology of early- vs late-onset TTR Met30 familial amyloid polyneuropathy. Neurology 2004;63:129-38.

3. Thomas PK, King RH. Peripheral nerve changes in amyloid neuropathy. Brain 1974;97:395-406.

4. Koike H, Misu K, Ikeda S, Ando Y, Nakazato M, Ando E, Yamamoto M, Hattori N, Sobue G; Study Group for Hereditary Neuropathy in Japan. Type I (transthyretin Met30) familial amyloid polyneuropathy in Japan: early- vs late-onset form. Arch Neurol 2002;59:1771-6.

5. Andrade C. A peculiar form of peripheral neuropathy; familiar atypical generalized amyloidosis with special involvement of the peripheral nerves. Brain 1952;75:408-27.

6. Barroso FA, Coelho T, Dispenzieri A, Conceição I, Waddington-Cruz M, Wixner J, Maurer MS, Rapezzi C, Planté-Bordeneuve V, Kristen AV, González-Duarte A, Chapman D, Stewart M, Amass L. Characteristics of patients with autonomic dysfunction in the Transthyretin Amyloidosis Outcomes Survey (THAOS). Amyloid 2022;29:175-83.

7. Nakata T, Shimamoto K, Yonekura S, Kobayashi N, Sugiyama T, Imai K, Iimura O. Cardiac sympathetic denervation in transthyretin-related familial amyloidotic polyneuropathy: detection with iodine-123-MIBG. J Nucl Med 1995;36:1040-2.

8. Tanaka M, Hongo M, Kinoshita O, Takabayashi Y, Fujii T, Yazaki Y, Isobe M, Sekiguchi M. Iodine-123 metaiodobenzylguanidinescintigraphic assessment of myocardial sympathetic innervation in patients with familial amyloid polyneuropathy. J Am Coll Cardiol 1997;29:168-74.

9. Coutinho MC, Cortez-Dias N, Cantinho G, Conceicao I, Oliveira A, Bordalo e Sa A, Gonçalves S, Almeida AG, de Carvalho M, Diogo AN. Reduced myocardial 123-iodine metaiodobenzylguanidine uptake: a prognostic marker in familial amyloid polyneuropathy. Circ Cardiovasc Imaging 2013;6:627-36.

10. Plante-Bordeneuve V, Said G. Familial amyloid polyneuropathy. Lancet Neurol 2011;10:1086-97.

11. Adams D. Recent advances in the treatment of familial amyloid polyneuropathy. Ther Adv Neurol Disord 2013;6:129-39.

12. Wixner J, Karling P, Rydh A, Hornsten R, Wiklund U, Anan I, Suhr OB. Gastric emptying in hereditary transthyretin amyloidosis: the impact of autonomic neuropathy. Neurogastroenterol Motil 2012;24:1111-e568.

13. Oliveira-e-Silva T, Campos Pinheiro L, Rocha Mendes J, Barroso E, Monteiro Pereira N. Peripheral polyneuropathy and female sexual dysfunction—familial amyloidotic polyneuropathy as an example besides diabetes mellitus. J Sex Med 2013;10:430-8.

14. Andrade MJ. Lower urinary tract dysfunction in familial amyloidotic polyneuropathy, Portuguese type. Neurourol Urodyn 2009;28:26-32.

15. Gomes MJ, Silva AM, Rizk DE. Familial amyloidotic polyneuropathy (Portuguese type variant I) and female pelvic floor dysfunction: a tribute to Magellan. Int Urogynecol J 2011;22:1071-4.

16. Conceição I, González-Duarte A, Obici L, Schmidt HH, Simoneau D, Ong ML, Amass L. "Red-flag" symptom clusters in transthyretin familial amyloid polyneuropathy. J Peripher Nerv Syst 2016;21:5-9.

5.3. Kardiologische Manifestationen

Bei rund 80 % der ATTRv-Patienten in Deutschland kann eine kardiale Beteiligung festgestellt werden [1]. Bei ATTRwt-Amyloidose entwickeln nahezu alle Patienten im Erkrankungsverlauf eine kardiale Manifestation. Bei beiden Formen kann diese zunächst über viele Jahre asymptomatisch verlaufen. Wenn Beschwerden auftreten, sind diese zunächst unspezifisch, so dass das Vorliegen dieser Organmanifestation häufig unerkannt bleibt. Einige TTR-Mutationen verursachen einen vornehmlich kardial geprägten Phänotyp (ATTR-Amyloidose mit Kardiomyopathie). ATTR-Amyloidablagerungen können sich in allen funktionellen Strukturen des Herzens finden: im Reizleitungssystem, Arbeitsmyokard und Klappengewebe sowie den versorgenden Gefäßen. In der Summe führen sie zu einer Einschränkung der Herzfunktion mit klinischer Symptomatik [2].

Eine Erstmanifestation tritt nicht selten als kardiale Dekompensation auf, z.B. im Rahmen einer Kreislaufbelastung bei einem Infekt. Zu diesem Zeitpunkt zeigen sich echokardiografisch deutliche Hinweise auf eine kardiale Amyloidose. Charakteristische echokardiografische Befunde (2D-Echokardiografie, Doppler) sind unter anderem eine linksventrikuläre Wanddicke >12 mm und eine erhaltene linksventrikuläre Ejektionsfraktion (LVEF ≥55 %) bei reduzierter longitudinaler Kontraktion [3, 4]. Ein weiteres echokardiografisches Charakteristikum ist die Verminderung der myokardialen Deformation in den basalen und mittventrikulären Abschnitten bei normalen Werten apikal. Aber auch eine über mehrere Monate schleichend progrediente Herzinsuffizienzsymptomatik ohne offensichtliche Ursache kann der Diagnose einer kardialen ATTR-Amyloidose vorausgehen. Insbesondere wenn im Rahmen der Abklärung einer Belastungsdyspnoe bei Vorliegen einer linksventrikulären Hypertrophie eine koronare Herzerkrankung in einer Koronarangiografie ausgeschlossen wurde, ist differenzialdiagnostisch an seltene Ursachen, wie zum Beispiel eine Amyloidose, zu denken [5]. Trotz unauffälliger epikardialer Koronararterien können die Patienten über eine typische Angina pectoris, verursacht durch (peri-)vaskuläre Amyloidablagerungen, berichten. Weitere Symptome der kardialen ATTR-Amyloidose sind durch die diastolische Funktionsstörung bedingt, wie zum Beispiel Dyspnoe bei pulmonal-venöser Stauung, Aszites und Unterschenkelödeme bis hin zur Stauungsdermatose. Bedingt durch die chronische intrakardiale Druckerhöhung und konsekutiv entstehende Dilatation beider Vorhöfe findet sich Vorhofflimmern als häufigste Herzrhythmusstörung bei Patienten mit kardialer ATTR-Amyloidose [2]. Schwindel und Synkopen können durch Ablagerung von Amyloid im Reizleitungssystem (AV-Block), autonome Neuropathie oder im Rahmen von Hypotonie auftreten.

Patienten mit einer kardialen ATTR-Amyloidose haben in der Regel trotz des zumeist beachtlichen Ausmaßes der kardialen Amyloidablagerungen weniger kardiale Beschwerden als Patienten mit einer Leichtketten-Amyloidose [6]. Letztere haben zudem in Bezug auf die kardiale Funktion eine schlechtere Prognose. Möglicherweise spielen hier direkt toxische Effekte der freien Leichtketten im Blut auf die Herzmuskelzellen eine Rolle [7].

Typischerweise sind die Blutdruckwerte der Patienten mit kardialer ATTR-Amyloidose normo- oder hypotensiv [2, 8, 9]. Eine häufige Fehldiagnose der kardialen ATTR-Amyloidose stellt dennoch die hypertensive Herzerkrankung dar. Diese kann weitgehend ausgeschlossen werden, wenn eine massive (biventrikuläre) Hypertrophie mit einer Dicke des Interventrikularseptums über 15 mm oder eine progrediente linksventrikuläre Hypertrophie ohne hypertensive Blutdruckwerte oder Klappenvitium vorliegt. Eine kardiale ATTR-Amyloidose ist besonders dann wahrscheinlich, wenn ein mit einer Amyloidose vereinbarer Echokardiografiebefund vorliegt und in der Anamnese ein beidseitiges Karpaltunnelsyndrom zu erheben ist oder Symptome einer sensomotorischen oder autonomen Neuropathie vorliegen. Eine Endomyokardbiopsie hilft zur differenzialdiagnostischen Abgrenzung zu anderen Kardiomyopathien, wie zum Beispiel der hypertrophen nicht-obstruktiven Kardiomyopathie. Als Zufallsbefund kann sich ein Hinweis auf eine kardiale ATTR-Amyloidose im Rahmen einer Knochenszintigrafie mit ^{99m}Tc-markierten Bisphosphonaten ergeben. Bei einer retrospektiven Betrachtung von Routine-knochenszintigrafien von männlichen Patienten über 60 Jahre fanden sich bei 0,5 % der Patienten Hinweise auf kardiales TTR-Amyloid [10]. Es wurde vorgeschlagen und wird aktuell praktiziert, bei typischem Echokardiografiebefund und kardialer Anreicherung in der Knochenszintigrafie (durchgeführt mit ^{99m}Tc-DPD, ^{99m}Tc-PYP oder ^{99m}Tc-HMDP auf die Endomyokardbiopsie zu verzichten, sofern eine monoklonale Gammopathie ausgeschlossen ist [11].

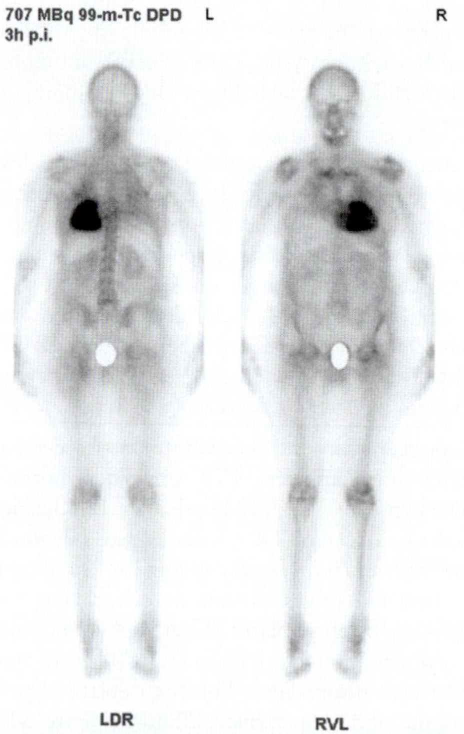

Abb. 5.3: Die Knochenszintigrafie mit einem ^{99m}Tc-markierten Bisphosphonat zeigt bei einem Patienten mit einer kardialen TTR-Amyloidose eine deutliche Anreicherung des Radiopharmakons in Projektion auf das Herz. Darüberhinaus zeigen sich unabhängig von der Amyloidose degenerative Gelenkveränderungen.

Literatur

1. Plante-Bordeneuve V, Said G. Familial amyloid polyneuropathy. Lancet Neurol 2011;10:1086-97.

2. Dungu JN, Anderson LJ, Whelan CJ, Hawkins PN. Cardiac transthyretin amyloidosis. Heart 2012;98:1546-54.

3. Falk RH, Comenzo RL, Skinner M. The systemic amyloidoses. N Engl J Med 1997;337:898-909.

4. Ruberg FL, Maurer MS, Judge DP, Zeldenrust S, Skinner M, Kim AY, Falk RH, Cheung KN, Patel AR, Pano A, Packman J, Grogan DR. Prospective evaluation of the morbidity and mortality of wild-type and V122I mutant transthyretin amyloid cardiomyopathy: the Transthyretin Amyloidosis Cardiac Study (TRACS). Am Heart J 2012;164:222-8.

5. Kristen AV, Röcken C. Amyloidosis of the heart. Pathologe 2012;33:236-44.

6. Rapezzi C, Merlini G, Quarta CC, Riva L, Longhi S, Leone O, Salvi F, Ciliberti P, Pastorelli F, Biagini E, Coccolo F, Cooke RM, Bacchi-Reggiani L, Sangiorgi D, Ferlini A, Cavo M, Zamagni E, Fonte ML, Palladini G, Salinaro F, Musca F, Obici L, Branzi A, Perlini S. Systemic cardiac amyloidoses: disease profiles and clinical courses of the 3 main types. Circulation 2009;120:1203-12.

7. Liao R, Jain M, Teller P, Connors LH, Ngoy S, Skinner M, Falk RH, Apstein CS. Infusion of light chains from patients with cardiac amyloidosis causes diastolic dysfunction in isolated mouse hearts. Circulation 2001;104: 1594-7.

8. Ruberg FL, Berk JL. Transthyretin (TTR) cardiac amyloidosis. Circulation 2012;126:1286-300.

9. Rapezzi C, Quarta CC, Riva L, Longhi S, Gallelli I, Lorenzini M, Ciliberti P, Biagini E, Salvi F, Branzi A. Transthyretin-related amyloidoses and the heart: a clinical overview. Nat Rev Cardiol 2010;7:398-408.

10. Longhi S, Guidalotti PL, Quarta CC, Gagliardi C, Milandri A, Lorenzini M, Potena L, Leone O, Bartolomei I, Pastorelli F, Salvi F, Rapezzi C. Identification of TTR-related subclinical amyloidosis with 99mTc-DPD scintigraphy. JACC Cardiovasc Imaging 2014;7:531-2.

11. Gillmore JD, Maurer MS, Falk RH, Merlini G, Damy T, Dispenzieri A, Wechalekar AD, Berk JL, Quarta CC, Grogan M, Lachmann HJ, Bokhari S, Castano A, Dorbala S, Johnson GB, Glaudemans AW, Rezk T, Fontana M, Palladini G, Milani P, Guidalotti PL, Flatman K, Lane T, Vonberg FW, Whelan CJ, Moon JC, Ruberg FL, Miller EJ, Hutt DF, Hazenberg BP, Rapezzi C, Hawkins PN. Nonbiopsy Diagnosis of Cardiac Transthyretin Amyloidosis. Circulation 2016;133:2404-12.

5.4. Gastrointestinale Manifestationen

Insbesondere bei der hereditären Form der ATTR-Amyloidose finden sich u.a. in Abhängigkeit von der TTR-Mutation häufig gastrointestinale Symptome mit konsekutiven Lebensqualitätseinbußen sowie negativer Beeinflussung des Ernährungsstatus und der Prognose [1-5]. Im Kollektiv der *Transthyretin Amyloidosis Outcomes Survey* (THAOS-Register) konnte bei 59 % aller eingeschlossenen Patienten zumindest ein gastrointestinales Symptom nachgewiesen werden. Während beispielsweise 69 % der Patienten mit p.Val50Met-

Mutation innerhalb von 5 Jahren eine gastrointestinale Manifestation entwickeln, findet sich bei p.Val142Ile-Mutation eine Prävalenz <30 % [3]. Oft sind die gastrointestinalen ATTR-Amyloidosemanifestationen mit einem neuropathischen Phänotyp vergesellschaftet; zeitlich können sie der neurologischen Symptomatik vorausgehen [1-3]. Auch in der Wildtyp-ATTR-Amyloidose trifft man gastrointestinale Manifestationen an. Selten finden sich isolierte gastrointestinale Amyloidosen bei der hereditären (z.B. p.Gly67Glu-Mutation) und Wildtyp-Form [6, 7, 19]. Als erste Symptome sind oft Übelkeit, Veränderungen des Stuhlgangs im Sinne von Diarrhoe oder Obstipation (teils alternierend) oder ungewollter Gewichtsverlust zu beobachten [1, 8]. Weitere Symptome des oberen Gastrointestinaltraktes neben Übelkeit sind ein frühes Sättigungsgefühl und Erbrechen [1]. Diese können als Ausdruck einer autonomen Denervierung mit resultierender Gastroparese interpretiert werden. Die gastrale Entleerungsstörung ist dabei mit sympathischer Dysfunktion und frühem Erkrankungsalter assoziiert, korreliert jedoch nur schwach mit dem Ausmaß der autonomen Neuropathie [9]. Bei Befall des unteren Gastrointestinaltraktes können zudem Sphinkterfunktionsstörungen auftreten, die etwa 5-6 % der Patienten betreffen [1, 8]. Im fortgeschrittenen Stadium kann es als Folge von Malabsorption und Malnutrition zu Gewichtsverlust bis hin zur Kachexie kommen, welche lebensbedrohlich sein kann [1, 10].

Die Pathophysiologie der gastrointestinalen Symptomatik bei ATTR-Amyloidose ist bislang nicht gänzlich verstanden [1]. Neben der Rarifizierung der autonomen und enterischen Nervenfasern infolge der autonomen Neuropathie und konsekutiven Motilitätsstörungen [11-13], konnte man eine Reduktion von intestinalen endokrinen Zellen sowie interstitiellen Zellen von Cajal nachweisen [14, 15], die möglicherweise durch proteotoxische Effekte sowie vaskuläre Veränderungen infolge der Amyloidablagerungen mitbedingt sind [15]. Weitere diskutierte Pathomechanismen beinhalten Entzündung [16, 17], bakterielle Fehlbesiedlung des Darms sowie Gallesäuremalabsorption [18].

Literatur

1. Nakov R, Suhr OB, Ianiro G, Kupcinskas J, Segal JP, Dumitrascu DL, Heinrich H, Mikolasevic I, Stojkovic-Lalosevic M, Barbov I, Sarafov S, Tournev I, Nakov V, Wixner. Recommendations for the diagnosis and management of transthyretin amyloidosis with gastrointestinal manifestations. Eur J Gastroenterol Hepatol 2021; 33(5):613-622.

2. Carvalho M, Alves M, Luis ML. Octreotide–a new treatment for diarrhoea in familial amyloidotic polyneuropathy. J Neurol Neurosurg Psychiatry 1992;55:860-861.

3. Wixner J, Mundayat R, Karayal ON, Anan I, Karling P, Suhr OB; THAOS investigators. THAOS: gastrointestinal manifestations of transthyretin amyloidosis - common complications of a rare disease. Orphanet J Rare Dis 2014;9:61.

4. Suhr O, Danielsson A, Rydh A, Nyhlin N, Hietala SO, Steen L. Impact of gastrointestinal dysfunction on survival after liver transplantation for familial amyloidotic polyneuropathy. Dig Dis Sci 1996;41:1909-1914.

5. Suhr O, Danielsson A, Holmgren G, Steen L. Malnutrition and gastrointestinal dysfunction as prognostic factors for survival in familial amyloidotic polyneuropathy. J Intern Med 1994;235:479-485.

6. Kim HS, Kim SM, Kang SW, Jung SC, Lee KS, Kim TS, Choi YC. 58 An aggressive form of familial amyloid polyneuropathy caused by a GluGly mutation in the transthyretin gene. Eur J Neurol 2005;5912:657-659.

7. Haagsma EB, Hawkins PN, Benson MD, Lachmann HJ, Bybee A, Hazenberg BP. Familial amyloidotic polyneuropathy with severe renal involvement in association with transthyretin GlyGlu in Dutch, British 60 and American-Finnish families. Amyloid 2004;11:44-49.

8. Plante-Bordeneuve V, Said G. Familial amyloid polyneuropathy. Lancet Neurol 2011;10:1086-97.

9. Wixner J, Karling P, Rydh A, Hornsten R, Wiklund U, Anan I, Suhr OB. Gastric emptying in hereditary transthyretin amyloidosis: the impact of autonomic neuropathy. Neurogastroenterol Motil 2012;24:1111-e568.

10. Adams D. Recent advances in the treatment of familial amyloid polyneuropathy. Ther Adv Neurol Disord 2013;6:129-39.

11. Ikeda S, Yanagisawa N, Hongo M, Ito N. Vagus nerve and celiac ganglion lesions in generalized amyloidosis. A correlative study of familial amyloid polyneuropathy and AL-amyloidosis. J Neurol Sci 1987;79:129-139.

12. Anan I, El-Salhy M, Ando Y, Nyhlin N, Terazaki H, Sakashita N, Suhr O. Colonic endocrine cells in patients with familial amyloidotic polyneuropathy. J Intern Med 1999;245:469-473.

13. Obici L, Suhr OB. Diagnosis and treatment of gastrointestinal dysfunction in hereditary TTR amyloidosis. Clin Auton Res 2019;29:55-63.

14. el-Salhy M, Suhr O, Stenling R, Wilander E, Grimelius L. Impact of familial amyloid associated polyneuropathy on duodenal endocrine cells. Gut 1994;35:1413-1418.

15. Wixner J, Obayashi K, Ando Y, Karling P, Anan I. Loss of gastric interstitial cells of Cajal in patients with hereditary transthyretin amyloidosis. Amyloid 2013;20:99-106.

16. Nakov R, Sarafov S, Nakov V, Gospodinova M, Ianiro G, Todorov T, et al. Fecal calprotectin levels are elevated in transthyretin amyloidosis patients with gastrointestinal manifestations. Medicine (Baltimore) 2020;99:e19509.

17. Nakov R, Sarafov S, Nakov V, Gospodinova M, Todorov T, Kirov A, et al. Transthyretin amyloidosis with gastrointestinal manifestation: a case report. J Gastrointestin Liver Dis 2019;28:359-361.

18. Thaysen EH, Pedersen L. Idiopathic bile acid catharsis. Gut 1976;17:965-970.

5.5. Urogenitale und renale Manifestationen

Hereditäre Amyloidosen mit renaler Beteiligung

Die familiäre ATTR-Amyloidose als häufigste Form einer hereditären Amyloidose gilt zwar nicht als klassische Form einer renalen Amyloidose, kann jedoch zu einer renalen Beteiligung führen. Von über 140 beschrieben *TTR*-Genmutationen wurden 15 als potenziell nephropathische Varianten identifiziert [1]. Frühe Studien aus Schweden zeigten bei etwa 50 % der diagnostizierten Fälle eine Einschränkung der Nierenfunktion und Proteinurie [2]. Eine prospektive portugiesische Studie untersuchte 22 asymptomatische *TTR*-p.Val50Met-Genträger und 32 Patienten mit Neuropathie und zeigte, dass eine Mikroalbuminurie im 3.-5. Jahr der Erkrankung auftrat und manchmal sogar der Neuropathie vorausging [3]. Etwa 50 % der Patienten mit ATTRv-Amyloidose und Mikroalbuminurie entwickelten im Verlauf von etwa 2 Jahren eine Niereninsuffizienz und von diesen zeigten wiederum 32 % innerhalb von 5 Jahren eine Progredienz bis zur Dialysepflichtigkeit [3]. Eine Studie mit 403 portugiesischen Patienten zeigte, dass sich ein Drittel der Patienten mit Proteinurie präsentierte und etwa 10 % später terminal niereninsuffizient wurden [4]. Eine retrospektive französische Studie untersuchte 103 Patienten mit 21 verschiedenen Mutationen (54 % p.Val50Met). Nach einem medianen *Follow-up* von 7,9 Jahren entwickelten 30,4 % der symptomatischen Patienten eine chronische Nierenerkrankung (CKD), 20,3 % eine Proteinurie [5].

In Nierenbiopsien konnten Amyloidablagerungen sowohl glomerulär als auch interstitiell nachgewiesen werden. Interessanterweise finden sich Amyloidablagerungen auch bei ATTRv-Amyloidose-Patienten ohne Albuminurie. Eine aktuelle französische Studie zeigt, dass bei einer hereditären ATTR-Nephropathie alle renalen Kompartimente betroffen sein können, jedoch tubulointerstitielle Ablagerungen überwiegen. Patienten mit p.Val50Met-Mutation dominieren das genannte Kollektiv und weisen häufiger glomeruläre/arterioläre Ablagerungen auf [6].

Kombinierte Leber-/Nierentransplantationen wurden bei einzelnen Patienten mit ATTR-Amyloidose durchgeführt, ohne dass es in der Nachbeobachtungszeit bis zu 84 Monaten zu einem Rezidiv der Proteinurie kam [7]. Der Einfluss neuerer Medikamente auf eine zu Therapiebeginn bestehende Proteinurie bleibt abzuwarten, eine Remission eines nephrotischen Syndroms unter Therapie mit Patisiran ist beschrieben. Beim Einsatz von Inotersen ist zu beachten, das vereinzelte Fälle (3 %) von Glomerulonephritis (fokal segmentale Glomerulosklerose) mit Nierenfunktionsverschlechterung beobachtet wurden [8].

Das gleichzeitige Auftreten einer monoklonalen Gammopathie (MGUS) kann die Diagnose einer Nicht-AL-Amyloidose erschweren. In einer Kohorte von ATTR-Patienten konnte ein MGUS bei 39 % der Patienten mit Wildtyp-ATTR bzw. 49 % der Patienten mit p.Val142Ile-Mutation nachgewiesen werden [9].

Eine Reihe von Mutationen in anderen Genen kann im Gegensatz zur ATTR-Amyloidose zu einer selektiven Amyloidablagerung in den Nieren führen. Hierzu zählen Mutationen von Fibrinogen-A-Alpha-Kette, Lysozym, Apolipoprotein AI, AII (und evtl. AIV) und Gelsolin.

Die Fibrinogen-A-Alpha-Amyloidose wurde 1993 erstmals beschrieben und manifestiert sich primär als progrediente Nierenerkrankung. Gillmore und Kollegen [10] präsentierten 2009 die bislang größte Serie mit einem mittleren Alter der Patienten zum Zeitpunkt der Erstvorstellung von 58 Jahren. Eine Proteinurie lag bei allen Patienten vor, zum

Zeitpunkt der Diagnosestellung wiesen bereits 54 % der Patienten eine Niereninsuffizienz auf. Die mediane Dauer von der Diagnose bis zur Dialysepflichtigkeit lag bei lediglich 4,6 Jahren. Die Nierenbiopsie zeigt typischerweise ausgeprägte glomeruläre Ablagerungen, in der Immunfluoreszenz können häufig mesangiale Fibrinogenablagerungen nachgewiesen werden. Die isolierte und die kombinierte Leber-/Nierentransplantation stellen mögliche Therapieoptionen dar [11]. Führte man eine isolierte Nierentransplantation durch, lagen die 5- bzw. 10-Jahres-Transplantatüberlebensraten bei 85 bzw. 30 % (n=10), im Fall einer kombinierten Leber-/Nierentransplantation bei 63 respektive 31 % (n=9). eine Rekurrenz der Grunderkrankung wurde in diesem Kollektiv nicht beobachtet. Eine französiche Fallserie mit 19 AFib-Patienten nach Nierentransplantation zeigte in Abhängigkeit von der jeweiligen Mutation unterschiedliche Rekurrenzraten im Transplantat (E526V: 22 % vs. Non-E526V: 83 %). Die mediane Dauer bis zum Auftreten einer Rekurrenz lag bei 96 Monaten. Das Nierentransplantatüberleben nach 5, 7 bzw. 9 Jahren lag bei 88 %, 80 % bzw. 72 % [12].

Im Gegensatz zur Fibrinogen-A-Alpha-Amyloidose findet man bei der Lysozym-Amyloidose Amyloidablagerungen in verschiedensten Organen und Geweben. Eine renale Beteiligung ist häufig, jedoch nicht zwingend vorhanden [13]. Das klinische Spektrum umfasst alle Stadien renaler Manifestationen von geringer Proteinurie bis zur fortgeschrittenen Niereninsuffizienz. Die Entwicklung einer terminalen Niereninsuffizienz scheint mit einem Median von 10,4 Jahren ein eher langsamer Prozess zu sein. In einzelnen Fällen konnte nach einer isolierten Nierentransplantation ein guter Langzeitverlauf ohne Hinweis auf Rekurrenz der Amyloidose beobachtet werden [11, 14]. Nierenbioptisch finden sich nahezu ubiquitär Amyloidablagerungen, am häufigsten sind jedoch auch hier Glomerulus und Arteriolen betroffen.

Eine weitere Form der hereditären Amyloidosen mit renaler Beteiligung stellen die Apolipoprotein-A I- und A II-assoziierten Amyloidosen dar. Unter den 19 bisher beschriebenen Mutationen des *APOA1*-Gens, die zu einer Amyloidose führen können, sind besonders Mutationen in der Nähe des N-Terminus mit renalen oder hepatischen Amyloidablagerungen verbunden [15]. Apolipoprotein-assoziierte Amyloidosen sind sehr selten und für weniger als 1 % der bioptisch gesicherten renalen Amyloidosen verantwortlich [16]. Renale Erkrankungen im Rahmen einer ApoAI-Amyloidose präsentieren sich typischerweise mit geringer Proteinurie und nur langsam progredienter Verschlechterung der Nierenfunktion. Die Amyloidablagerungen sparen meist die Nierenrinde aus und finden sich im medullären Interstitium [17]. Im Gegensatz hierzu dominieren bei der ApoAII-Amyloidose glomeruläre und vaskuläre Amyloidablagerungen, der klinische Verlauf zeigt eine schnellere Progredienz der Niereninsuffizienz und größere Proteinurie. Es wurde ein Fall einer Apolipoprotein-Amyloidose mit medullärem Nachweis von Apolipoprotein AIV publiziert [18]. Auch für die Apolipoprotein-assoziierten Amyloidosen sind erfolgreiche Nierentransplantationen beschrieben. In 14 Fällen mit renaler ApoAI-Amyloidose lag das mediane Transplantatüberleben bei 13,1 Jahren, die 5- und 10-Jahres-Transplantatüberlebensraten bei 100 und 77 % [11]. Einzelne Berichte zur erfolgreichen Nierentransplantation mit Überlebensraten bis zu 10 Jahren bei ApoAII-Amyloidose liegen vor [19].

Hereditäre Amyloidosen mit urogenitaler Beteiligung

In seltenen Fällen, weltweit sind weniger als 200 Fälle in der Literatur beschrieben [20], kann es im Rahmen einer Amyloidose zu einem lokalisierten Befall im Urogenitalbereich kommen. Beschrieben sind Amyloidosen des Nierenbeckens, des Ureters, der Blase, der Samenblase, der Urethra, der Hoden und der Prostata. In der Mehrzahl der Fälle liegt der urogenitalen Amyloidose eine AL-Amyloidose zu Grunde, am häufigsten (ca. 50 %) ist die Blase betroffen. Meist ist eine Hämaturie (ca. 60 %) das klinisch führende Symptom, daher erfolgt die Diagnose einer urogenitalen Amyloidose typischerweise im Rahmen einer urologischen Tumorabklärung. Familiäre Amyloidosen führen in aller Regel nicht zu urogenitalen Amyloidablagerungen. Speziell bei der Apolipoprotein-A1-Amyloidose sind jedoch Amyloidablagerungen des Hodens beschrieben [21]. In Folge können Infertilität und Hypogonadismus bis hin zur Azoospermie auftreten.

Literatur

1. Lobato L, Rocha A. Transthyretin amyloidosis and the kidney. Clin J Am Soc Nephrol 2012;7:1337-46.

2. Steen L, Wahlin A, Bjerle P, Holm S. Renal function in familial amyloidosis with polyneuropathy. Acta Med Scand 1982;212:233-6.

3. Lobato L, Beirão I, Silva M, Bravo F, Silvestre F, Guimarães S, Sousa A, Noël LH, Sequeiros J. Familial ATTR amyloidosis: microalbuminuria as a predictor of symptomatic disease and clinical nephropathy. Nephrol Dial Transplant 2003;18:532-8.

4. Lobato L. Portuguese-type amyloidosis (transthyretin amyloidosis, ATTR V30M). J Nephrol 2003;16:438-42.

5. Solignac J, Delmont E, Fortanier E et al. Kidney involvement in hereditary amyloidosis: a cohort study of 103 patients. Clin Kidney J 2022:15:1747-1754.

6. Dang J, Ferlicot S, Misrahi M et al. Nephrol Dial Transplant 2023:38:2019-2030.

7. Lobato L, Beirão I, Seca R, Pessegueiro H, Rocha MJ, Queiroz J, Gomes M, Henriques AC, Teixeira M, Almeida R. Combined liver-kidney transplantation in familial amyloidotic polyneuropathy TTR V30M: nephrological assessment. Amyloid. 2011;18 Suppl 1:190-2.

8. Benson MD, Waddington-Cruz M, Berk JL et al. Inotersen treatment for patients with hereditary transthyretin amyloidosis. NEJM 2018:379:22-31.

9. Phull P, Sanchorawala V, Connors LH et al. Monoclonal gammopathy of undetermined significance in systemic transthyretin amyloidosis (ATTR). Amyloid 2018:25:62-67.

10. Gillmore JD, Lachmann HJ, Rowczenio D, Gilbertson JA, Zeng CH, Liu ZH, Li LS, Wechalekar A, Hawkins PN. Diagnosis, pathogenesis, treatment, and prognosis of hereditary fibrinogen A alpha-chain amyloidosis. J Am Soc Nephrol 2009;20:444-51.

11. Pinney JH, Lachmann HJ, Sattianayagam PT, Gibbs SD, Wechalekar AD, Venner CP, Whelan CJ, Gilbertson JA, Rowczenio D, Hawkins PN, Gillmore JD. Renal transplantation in systemic amyloidosis-importance of amyloid fibril type and precursor protein abundance. Am J Transplant 2013;13:433-41.

12. Meyer L, Ulrich M, Ducloux D et al. Organ transplantation in Hereditary Fibrinogen A alpha-chain Amyloidosis: A Case Series of French Patients. Am J Kidney Dis 2020:76:384-391.

13. Granel B, Valleix S, Serratrice J, Chérin P, Texeira A, Disdier P, Weiller PJ, Grateau G. Lysozyme amyloidosis: report of 4 cases and a review of the literature. Medicine (Baltimore) 2006;85:66-73.

14. Yazaki M, Farrell SA, Benson MD. A novel lysozyme mutation Phe57Ile associated with hereditary renal amyloidosis. Kidney Int 2003;63:1652-7.

15. Rowczenio D, Dogan A, Theis JD, Vrana JA, Lachmann HJ, Wechalekar AD, Gilbertson JA, Hunt T, Gibbs SD, Sattianayagam PT, Pinney JH, Hawkins PN, Gillmore JD. Amyloidogenicity and clinical phenotype associated with five novel mutations in apolipoprotein A-I. Am J Pathol 2011;179:1978-87.

16. von Hutten H, Mihatsch M, Lobeck H, Rudolph B, Eriksson M, Röcken C. Prevalence and origin of amyloid in kidney biopsies. Am J Surg Pathol 2009;33:1198-205.

17. Gregorini G, Izzi C, Obici L, Tardanico R, Röcken C, Viola BF, Capistrano M, Donadei S, Biasi L, Scalvini T, Merlini G, Scolari F. Renal apolipoprotein A-I amyloidosis: a rare and usually ignored cause of hereditary tubulointerstitial nephritis. J Am Soc Nephrol 2005;16:3680-6.

18. Sethi S, Theis JD, Shiller SM, Nast CC, Harrison D, Rennke HG, Vrana JA, Dogan A. Medullary amyloidosis associated with apolipoprotein A-IV deposition. Kidney Int 2012;81:201-6.

19. Magy N, Liepnieks JJ, Yazaki M, Kluve-Beckerman B, Benson MD. Renal transplantation for apolipoprotein AII amyloidosis. Amyloid 2003;10:224-8.

20. Tirzaman O, Wahner-Roedler DL, Malek RS, Sebo TJ, Li CY, Kyle RA. Primary localized amyloidosis of the urinary bladder: a case series of 31 patients. Mayo Clin Proc 2000;75:1264-8.

21. Scalvini T, Martini PR, Gambera A, Tardanico R, Biasi L, Scolari F, Gregorini G, Agabiti Rosei E. Spermatogenic and steroidogenic impairment of the testicle characterizes the hereditary leucine-75-proline apolipoprotein a-I amyloidosis. J Clin Endocrinol Metab 2008;93:1850-3.

6. Diagnostik der ATTR-Amyloidosen

Abkürzungen ☞ auch Tab. 9.1

6.1. Genetik

Auf Grund der vielfältigen klinischen Symptome und der Möglichkeit einer gezielten Therapie sollte die genetische Ursache einer Amyloidose mittels molekulargenetischer Untersuchungsverfahren bestimmt werden. Der Nachweis einer genetischen Veränderung bei dem/der Patienten/in stellt dabei nicht nur eine wichtige Voraussetzung für eine individuelle Behandlung dar, sondern beinhaltet darüber hinaus auch die Chance, vor Einsetzen von Symptomen die Diagnose bei Familienangehörigen stellen zu können. In einer Studie konnte gezeigt werden, dass bei 9,7% der Patienten/innen bei denen eine AL-Amyloidose vermutet wurde, pathogene bzw. amyloidogene Sequenzveränderungen nachgewiesen wurden (in Fibrinogen-A-alpha-Kette und Transthyretin), was also für genetische Ursachen spricht [1].

Die hereditären Amyloidosen folgen einem autosomal-dominanten Erbgang, das heißt, Nachkommen eines Erkrankten haben eine 50%ige Wahrscheinlichkeit, das veränderte Allel zu erben. Personen, die eine pathogene Sequenzveränderung in einem Gen tragen, weisen in der Regel auch Krankheitssymptome auf. Eingeschränkt wird dies jedoch durch die sogenannte “unvollständige Pene-

Protein	Pathogene/benigne Sequenzvarianten		Phänotyp	Geographische Verbreitung
	Proteinebene	cDNA-Ebene		
TTR	Gly6Ser p.Gly26Ser	c.76G>A	Benigne Sequenzvariante, die nicht zu einer Amyloidose führt	In ca. 12 % der kaukasischen Bevölkerung [13]
	Asp18Gly p.Asp38Gly	c.113A>G	Leptomeningeale Amyloidose	Ungarn [14]
	Val20Ile p.Val40Ile	c.118G>A	Herzinsuffizienz, Karpaltunnelsyndrom	Deutschland, USA [15, 16]
	Val30Met p.Val50Met	c.148G>A	Sensomotorische und autonome Polyneuropathie, Augenbefall	Ursprünglich in Portugal [3], Schweden und Japan identifiziert, zwischenzeitlich weltweit nachgewiesen
	Thr40Asn p.Thr60Asn	c.179C>A	Herzinsuffizienz, Polyneuropathie	Deutschland [17]
	Leu58His p.Leu78His	c.233T>G	Karpaltunnelsyndrom, Herzinsuffizienz	Deutschland, USA [18]
	Thr60Ala p.Thr80Ala	c.238A>G	Herzinsuffizienz, Karpaltunnelsyndrom, vereinzelt Polyneuropathie	Deutschland, Irland, USA, Australien [19]
	Val122Ile p.Val142Ile	c.424G>A	Herzinsuffizienz	Afrika, USA [20, 21]
APOA1	Gly26Arg p.Gly50Arg	c.148G>C	Neuropathie, Nephropathie, Leberversagen	Nordeuropa, USA [22]
FGA	Glu526Val p.Glu545Val	c.1634A>T	Nierenversagen	Nordeuropa [23]

Tab. 6.1: Auswahl einiger pathogener und benigner Sequenzvarianten familiärer Amyloidosen. Weitere Sequenzvarianten sind in diversen öffentlich zugänglichen Datenbanken gelistet, wie zum Beispiel:
Mutations in Hereditary Amyloidosis, http://amyloidosismutations.com/main_menu.html
The Human Gene Mutation Database, http://www.hgmd.cf.ac.uk/ac/index.php

tranz", die bedeutet, dass nicht jeder/jede Träger/in einer veränderten Erbanlage tatsächlich an einer Amyloidose erkrankt. Ungeklärt bleibt, ob Patienten/innen in der Vergangenheit ausreichend nachbeobachtet werden konnten, da die Erstmanifestation vom 2. bis zum 9. Lebensjahrzehnt auftreten kann. Inzwischen werden jedoch Standards zur Nachverfolgung von Trägern/innen pathogener Sequenzvarianten im *TTR*-Gen vorgeschlagen [2].

Am häufigsten werden hereditäre Amyloidosen durch pathogene Sequenzvarianten im Transthyretin-Gen verursacht (*TTR*-Gen, OMIM * 176300, chromosomale Lokalisation: 18q12.1). 1984 wurde die erste *TTR*-pathogene Sequenzvariante identifiziert [3, 4]. Inzwischen kennt man mehr als 140 bekannte Sequenzvarianten, von denen 130 amyloidogen sind [5]. Fast alle Varianten beruhen auf einen Einzelnukleotid-Austausch im *TTR*-Gen und sind *Missense*-Varianten. Die pathogenen Sequenzvarianten können zu einer Polyneuropathie, einer Kardiomyopathie oder der Kombination davon führen (☞ Tab. 6.1). Auch innerhalb einer Familie kann es zur variablen Expression des Phänotyps kommen, auch wenn prinzipiell der Phänotyp innerhalb der Familien eher sehr ähnlich ist.

Die häufigste pathogene Sequenzvariante ist p.Val50Met (auf cDNA-Ebene: c.148G>A) in Exon 2 des *TTR*-Gens. Diese Sequenzvariante zeigt eine variable Penetranz, die von Faktoren wie zum Beispiel der geografischen Region oder dem Alter abhängt. In Portugal liegt für Anlageträger im Alter von 50 Jahren das Risiko, an einer Amyloidose zu erkranken, bei 80 %, im Alter von 70 Jahren bei 91 % [6]. In anderen Ländern ist die Penetranz wesentlich niedriger. Sie beträgt zum Beispiel in Frankreich 14 % im Alter von 50 Jahren und 50 % im Alter von 70 Jahren [6]. In Schweden dagegen liegt das Risiko, mit 50 Jahren zu erkranken, bei 11 % und mit 70 Jahren bei 36 % [7]. Es wird spekuliert, dass u. a. auch der Lebensstil einen Einfluss auf die Manifestation und den Verlauf einer $ATTR_V$-Amyloidose haben könnte [8]. Die Penetranz ist höher, wenn es sich um eine maternale Vererbung handelt [9, 24]. Auch die Herabregulation durch Mikro-RNAs könnte eine Rolle spielen [10], Sequenzvarianten im Gen für den Komplementfaktor C1q [11] oder eine monoallelische Genexpression [12]. Es gibt zudem Unterschiede in der Penetranz zwischen verschiedenen pathogenen Sequenzvarianten [25].

Weitere Gene, die im Rahmen einer differenzialdiagnostischen Abklärung der hereditären Amyloidosen vorrangig molekulargenetisch untersucht werden, sind Apolipoprotein A-I (*APOA1*-Gen, OMIM * 107680, chromosomale Lokalisation: 11q23.3) [22, 26] und Fibrinogen alpha (*FGA* Gen, OMIM * 134820, chromosomale Lokalisation: 4q31.3).

Abhängig von der klinischen Indikation oder dem immunhistologisch oder proteinbiochemisch klassifizierten Amyloidprotein werden die in Betracht kommenden Gene molekulargenetisch untersucht. Zunächst wird die Desoxyribonukleinsäure (DNS) aus Gewebe des/der Patienten/in extrahiert. Vorzugsweise wird peripheres EDTA-Vollblut verwendet. Es eignen sich aber auch Mundschleimhautabstriche für Patienten/innen mit erschwerter Blutentnahme sowie in Ausnahmefällen gelagertes Material wie z.B. Formalin-fixiertes Paraffin-Gewebe. Um Sequenzvarianten in den untersuchten Abschnitten zu identifizieren, werden standardmäßig die codierenden Abschnitte mit den angrenzenden Intronregionen mittels PCR (Polymerase-Kettenreaktion)-basierter Amplifikation und anschließender Sequenzierung (enzymatische Didesoxy-Methode nach Sanger) untersucht. Damit lassen sich mit einer großen analytischen Sensitivität Einzelnukleotidvarianten und kleinere Deletionen sowie Insertionen in den untersuchten Bereichen nachweisen (☞ Abb. 6.1). Daneben steht die Möglichkeit, Sequenzvarianten auch mittels *Next-Generation Sequencing* (NGS) zu detektieren (☞ Abb. 6.2). Hierbei kommen in der Regel sogenannte Multi-Gen-Panel zum Einsatz, um alle codierenden Abschnitte mehrerer Gene parallel im Hochdurchsatz zu sequenzieren [27, 28]. Dabei werden alle relevanten Abschnitte verschiedener Gene in einem Ansatz analysiert und ausgewertet, die im Zusammenhang mit der zu untersuchenden Erkrankung stehen. Dieses Vorgehen kommt insbesondere dann in Betracht, wenn die Ätiologie unbekannt ist [29].

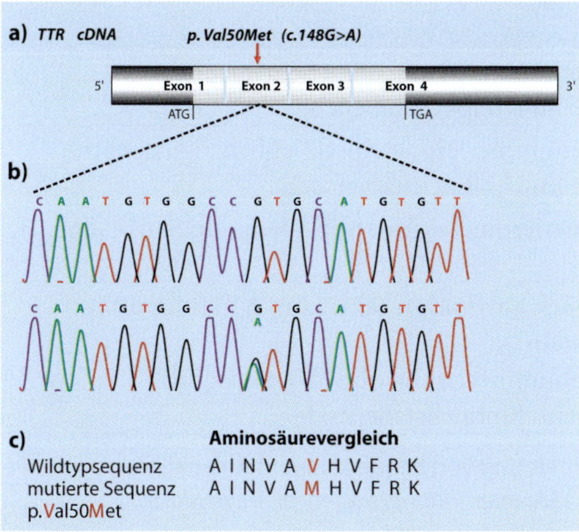

Abb. 6.1a-c: Schematische Darstellung der TTR cDNA (Referenzsequenz: NM_000371.4). **a:** Die Lage der pathogenen Sequenzvariante Val30Met (p.Val50Met; c.148G>A) in Exon 2 ist durch einen Pfeil gekennzeichnet. **b:** Ausschnitt der Wildtyp-*TTR*-Sequenz im Vergleich zur Sequenz eines/r heterozygoten Trägers/in der pathogenen Sequenzvariante. **c:** Ausschnitt der entsprechenden Proteinsequenz. Der Aminosäureaustausch ist rot gekennzeichnet.

Beim Nachweis einer heterozygot vorliegenden pathogenen Sequenzvariante ist die Diagnose einer hereditären Amyloidose bei einem/einer Patienten/in gesichert. Wird bei der Analyse lediglich eine Sequenzvariante unklarer klinischer Bedeutung identifiziert, kann die Diagnose molekulargenetisch nicht bestimmt werden. Zur Abklärung der klinischen Relevanz dieser Sequenzvarianten sind funktionelle Studien auf Proteinebene nötig [17]. Vereinzelt wurden homozygot vorliegende pathogene Sequenzvarianten beschrieben. Diese Patienten/innen zeigen meist einen etwas schwereren Krankheitsverlauf mit einem früheren Ausbruch der Erkrankung als heterozygote Familienmitglieder [30]. Einige Sequenzvarianten wie z.B. p.Thr139Met (c.416C>T) oder p.Arg124His (c.371G>A) scheinen, wenn sie compound-heterozygot mit der pathogenen Sequenzvariante p.Val50Met (c.148G>A) vorliegen, einen protektiven Effekt auf die Amyloidogenese zu haben [31, 32].

In der Literatur finden sich verschiedenen Möglichkeiten, Sequenzvarianten zu beschreiben (☞ Tab. 6.2). Klassisch erfolgt die Variantennomenklatur auf Proteinebene des prozessierten Proteins. Dabei werden die Aminosäuren des Signalpeptids und des bei der Proteinreifung entfernten Abschnitts nicht mitgezählt. Es empfiehlt sich, neben der konventionell geführten Nomenklatur die Nomenklatur gemäß HGVS (*Human Genome Variation Society*, http://varnomen.hgvs.org/) zu verwenden. Hierbei beginnt die Aminosäurenum-

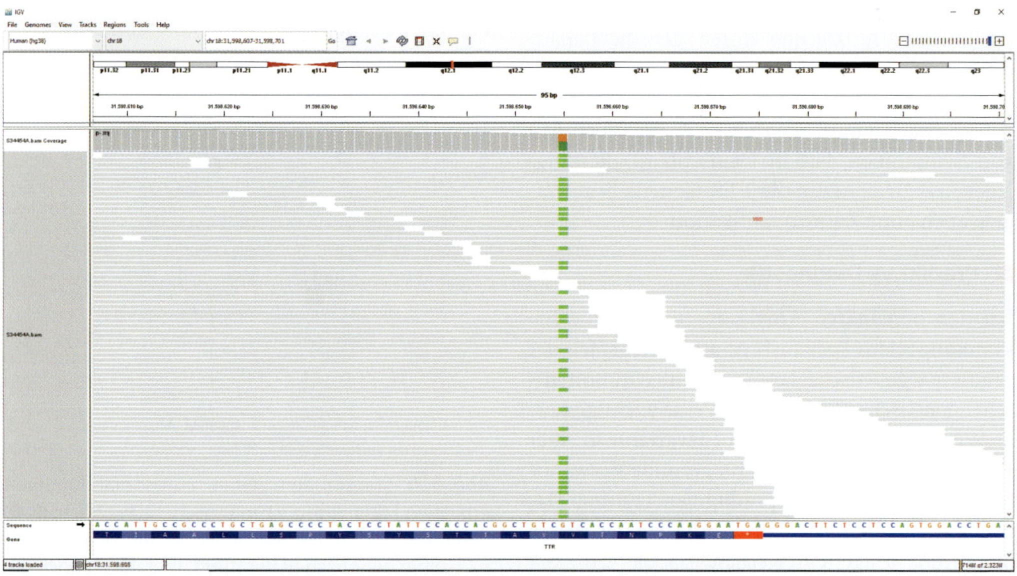

Abb. 6.2: Detektion der heterozygoten Sequenzvariante c.424G>A p.Val142Ile (gem. HGVS) im TTR-Gen (NCBI RefSeq NM_000371.3) mittelt NGS. Die Variante wird mit Hilfe des "Integrative Genomics Viewer" (<https://igv.org>) dargestellt.

Nomenklatur	Sequenzvariante	Bemerkung
Konventionell (Proteinebene)	Val30Met	Aminosäurenummerierung ohne Signalpeptid, Aminosäure im Dreibuchstabencode
Gemäß HGVS (Proteinebene)	p.Val50Met	Aminosäurenummerierung einschließlich Signalpeptid, Aminosäure im Dreibuchstabencode
Gemäß HGVS (cDNA-Ebene)	c.148G>A	Basennummerierung beginnt mit Adenin im Startkodon
Gemäß ISA (Proteinebene)	ATTRV30M	Abkürzung des Amyloidproteins (z.B. ATTR für TTR-Amyloidprotein), Aminosäurenummerierung ohne Signalpeptid, Aminosäure im Einbuchstabencode

Tab. 6.2: Die unterschiedlichen Nomenklaturen zur Beschreibung von Sequenzvarianten familiärer Amyloidosen im Vergleich. **HGVS**: *Human Genome Variation Society;* **ISA**: *International Society of Amyloidosis.*

merierung mit Methionin des Startcodons und die Aminosäuren werden mit dem Dreibuchstabencode abgekürzt. Zusätzlich sollte die Sequenzvariante auch auf cDNA-Ebene beschrieben werden, wobei die Basennummerierung mit Adenin im Startkodon beginnt. Nach den Empfehlungen des "*International Society of Amyloidosis (ISA) Nomenclature Committee*" von 2018 soll in der Variantennomenklatur die Abkürzung des Amyloidproteins enthalten und der Einbuchstabencode verwendet werden [33].

Seit dem 1. Februar 2010 unterliegt die molekulargenetische Diagnostik in Deutschland dem Gendiagnostikgesetz (GenDG). Dieses fordert eine ausführliche Aufklärung durch den/die behandelnde/n Arzt/Ärztin sowie die schriftliche Einwilligung des/r Patienten/in, bevor eine Untersuchung durchgeführt werden darf. Bei Vorliegen von Symptomen darf in Deutschland allerdings jeder Arzt / jede Ärztin die TTR-Genetik beauftragen, auch ohne Zusatzqualifikation.

Prädiktive Diagnostik

Bei den hereditären Amyloidosen kann die Erkrankung relativ spät ausbrechen, daher spielt der prädiktive genetische Test (auch präsymptomatischer genetischer Test genannt) eine wichtige Rolle. Wenn eine pathogene Sequenzvariante in einer Familie bekannt ist, besteht für gesunde Verwandte die Möglichkeit einer prädiktiven Testung. Damit kann bereits vor dem Auftreten der ersten Symptome festgestellt werden, ob die familiäre pathogene Sequenzvariante und damit das erhöhte Risiko für das Auftreten der Erkrankung vererbt wurde oder nicht. Eine solche prädiktive Diagnostik wird wegen der weitreichenden Folgen für die Ratsuchenden und Familienmitglieder nur im Rahmen einer genetischen Sprechstunde durchgeführt (☞ Abb. 6.3).

Pathogene TTR-Varianten können auch als Zusatzbefunde im Rahmen einer Gesamtexom- sowie Gesamtgenomsequenzierung zur Abklärung einer anderen Fragestellung identifiziert werden. Als Zusatzbefunde (oder Zufallsbefunde) bezeichnet man den Nachweis von pathogenen Varianten in Genen, die nicht mit der eigentlichen Indikationsstellung des/der Patienten/in in Verbindung stehen. Viele nationale und internationale Richtlinien und Stellungnahmen regeln, wie mit Zusatzbefunden bei der Befunderhebung und Mitteilung im Rahmen einer genetischen Sprechsunde umzugehen ist [34, 35].

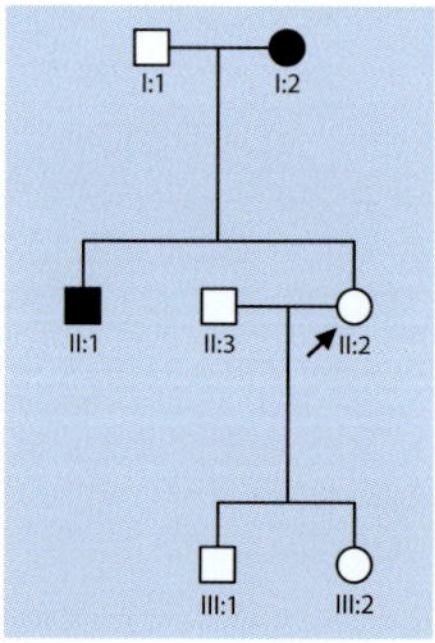

Abb. 6.3: Stammbaum einer autosomal-dominant erblichen Erkrankung. ❑: männlich; ❍: weiblich; ■/●: Patient/Patientin; →: Ratsuchende, die sich im Rahmen einer genetischen Beratung über die Möglichkeiten einer prädiktiven Testung informiert.

Literatur

1. Lachmann HJ, Booth DR, Booth SE, Bybee A, Gilbertson JA, Gillmore JD, Pepys MB, Hawkins PN. Misdiagnosis of hereditary amyloidosis as AL (primary) amyloidosis. N Engl J Med 2002;346:1786-91.

2. Conceicao I, Damy T, Romero M, Galan L, Attarian S, Luigetti M, Sadeh M, Sarafov S, Tournev I, Ueda M. Early diagnosis of ATTR amyloidosis through targeted follow-up of identified carriers of TTR gene mutations. Amyloid 2019;26:3-9.

3. Saraiva MJ, Birken S, Costa PP, Goodman DS. Amyloid fibril protein in familial amyloidotic polyneuropathy, Portuguese type. Definition of molecular abnormality in transthyretin (prealbumin). J Clin Invest 1984;74: 104-19.

4. Sasaki H, Sakaki Y, Matsuo H, Goto I, Kuroiwa Y, Sahashi I, Takahashi A, Shinoda T, Isobe T, Takagi Y. Diagnosis of familial amyloidotic polyneuropathy by recombinant DNA techniques. Biochem Biophys Res Commun 1984;125:636-42.

5. Rowczenio D, Quarta CC, Fontana M, Whelan CJ, Martinez-Naharro A, Trojer H, Baginska A, Ferguson SM, Gilbertson J, Rezk T, Sachchithanantham S, Mahmood S, Manwani R, Sharpley F, Wechalekar AD, Hawkins PN, Gillmore JD, Lachmann HJ. Analysis of the TTR gene in the investigation of amyloidosis: A 25-year single UK center experience. Hum Mutat 2019;40:90-6.

6. Plante-Bordeneuve V, Carayol J, Ferreira A, Adams D, Clerget-Darpoux F, Misrahi M, Said G, Bonaiti-Pellie C. Genetic study of transthyretin amyloid neuropathies: carrier risks among French and Portuguese families. J Med Genetics 2003;40:e120.

7. Hellman U, Alarcon F, Lundgren HE, Suhr OB, Bonaiti-Pellie C, Plante-Bordeneuve V. Heterogeneity of penetrance in familial amyloid polyneuropathy, ATTR Val30Met, in the Swedish population. Amyloid 2008;15: 181-6.

8. Altland K. Life style and transthyretin-type amyloidosis: what could be the links? Acta Histochem 2006;108: 227.

9. Saporta MA, Zaros C, Cruz MW, Andre C, Misrahi M, Bonaiti-Pellie C, Plante-Bordeneuve V. Penetrance estimation of TTR familial amyloid polyneuropathy (type I) in Brazilian families. Eur J Neurol 2009;16:337-41.

10. Olsson M, Norgren N, Obayashi K, Plante-Bordeneuve V, Suhr OB, Cederquist K, Jonasson J. A possible role for miRNA silencing in disease phenotype variation in Swedish transthyretin V30M carriers. BMC Med Genet 2010;11:130.

11. Andreou S, Panayiotou E, Michailidou K, Pirpa P, Hadjisavvas A, El Salloukh A, Barnes D, Antoniou A, Agathangelou P, Papastavrou K, Christodoulou K, Tanteles GA, Kyriakides T. Epidemiology of ATTRV30M neuropathy in Cyprus and the modifier effect of complement C1q on the age of disease onset. Amyloid 2018; 25:220-6.

12. Yordanova I, Pavlova Z, Kirov A, Todorov T, Alexiev A, Sarafov S, Mateva L, Chamova T, Gospodinova M, Mitev V, Tournev I, Todorova A. Monoallelic expression of the TTR gene as a contributor to the age at onset and penetrance of TTR-related amyloidosis. Gene 2019;705: 16-21.

13. Jacobson DR, Alves IL, Saraiva MJ, Thibodeau SN, Buxbaum JN. Transthyretin Ser 6 gene frequency in individuals without amyloidosis. Hum Genet 1995;95:308-12.

14. Vidal R, Garzuly F, Budka H, Lalowski M, Linke RP, Brittig F, Frangione B, Wisniewski T. Meningocerebrovascular amyloidosis associated with a novel transthyretin mis-sense mutation at codon 18 (TTRD 18G). Am J Pathol 1996;148:361-6.

15. Jenne DE, Denzel K, Blatzinger P, Winter P, Obermaier B, Linke RP, Altland K. A new isoleucine substitution of Val-20 in transthyretin tetramers selectively impairs dimer-dimer contacts and causes systemic amyloidosis. Proc Natl Acad Sci U S A 1996;93:6302-7.

16. Jacobson DR, Pan T, Kyle RA, Buxbaum JN. Transthyretin ILE20, a new variant associated with late-onset cardiac amyloidosis. Hum Mutat 1997;9.83-5.

17. Hinderhofer K, Obermaier C, Hegenbart U, Schonland S, Seidler M, Sommer-Ort I, Barth U. New sequence variants in patients affected by amyloidosis show transthyretin instability by isoelectric focusing, Amyloid 2019;26:85-93.

18. Nichols WC, Liepnieks JJ, McKusick VA, Benson MD. Direct sequencing of the gene for Maryland/Germanfamilial amyloidotic polyneuropathy type II and genotyping by allele-specific enzymatic amplification. Genomics 1989;5:535-40.

19. Wallace MR, Dwulet FE, Conneally PM, BensonMD. Biochemical and molecular genetic characterization of a new variant prealbumin associated with hereditary amyloidosis. J Clin Invest 1986;78:6-12.

20. Jacobson DR, Gorevic PD, Buxbaum JN. A homozygous transthyretin variant associated with senile systemic amyloidosis: evidence for a late-onset disease of genetic etiology. Am J Hum Genet 1990;47:127-36.

21. Saraiva MJ, Sherman W, Marboe C, Figueira A, Costa P, de Freitas AF, Gawinowicz MA. Cardiac amyloidosis: report of a patient heterozygous for the transthyretin isoleucine 122 variant. Scand J Immunol 1990;32:341-6.

22. Nichols WC, Gregg RE, BrewerHBJr, Benson MD. A mutation in apolipoprotein A-I in the Iowa type of fami-

lial amyloidotic polyneuropathy. Genomics 1990;8:318-23.

23. Uemichi T, Liepnieks JJ, Benson MD. Hereditary renal amyloidosis with a novel variant fibrinogen. J Clin Invest 1994;93:731-736.

24. Gorram F, Olsson M, Alarcon F, Nuel G, Anan I, Plante-Bordeneuve V. New data on the genetic profile and penetrance of hereditary Val30Met transthyretin amyloidosis in Sweden. Amyloid 2021;28:84-90.

25. Gorram F, Alarcon F, Perdry H, Hebrard B, Damy T, Fanen P, Funalot B, Nuel G, Plante-Bordeneuve V. Refine penetrance estimates in the main pathogenic variants of transthyretin hereditary (familial) amyloid polyneuropathy (TTR-FAP) using a new non-parametric approach (NPSE). Amyloid 2017;24:115-116.

26. Maury CP, Kere J, Tolvanen R, de la Chapelle A. Finnish hereditary amyloidosis is caused by a single nucleotide substitution in the gelsolin gene. FEBS Lett 1990; 276:75-7.

27. Chyra Kufova Z, Sevcikova T, Januska J, Vojta P, Boday A, Vanickova P, Filipova J, Growkova K, Jelinek T, Hajduch M, Hajek R. Newly designed 11-gene panel reveals first case of hereditary amyloidosis captured by massive parallel sequencing. J Clin Pathol 2018;71:687-694.

28. Cottini F, Bott C, Nadasdy T, Brodsky SV, Benson D. A novel APOA1 mutation in a patient with renal amyloidosis: unveiling amyloid by next-generation sequencing. Amyloid: the international journal of experimental and clinical investigation: the official journal of the International Society of Amyloidosis 2019;26:253-254.

29. Vogt B, Chahin N, Wiszniewski W, Ragole T, Karam C. Screening for genetic mutations in patients with neuropathy without definite etiology is useful. J Neurol 2020;267:2648-2654.

30. Tojo K, Sekijima Y, Machida K, Tsuchiya A, Yazaki M, Ikeda S. Amyloidogenic transthyretin Val30Met homozygote showing unusually early-onset familial amyloid polyneuropathy. Muscle & Nerve 2008;37:796-803.

31. Almeida MR, Alves IL, Terazaki H, Ando Y, Saraiva MJ. Comparative studies of two transthyretin variants with protective effects on familial amyloidotic polyneuropathy: TTR R104H and TTR T119M. Biochem Biophys Res Commun 2000;270:1024-8.

32. Judge DP, Falk RH, Maurer MS, Shah SJ, Witteles RM, Grogan M, Selby VN, Jacoby D, Hanna M, Nativi-Nicolau J, Patel J, Rao S, Sinha U, Turtle CW, Fox JC, Heitner SB. Transthyretin Stabilization by AG10 in Symptomatic Transthyretin Amyloid Cardiomyopathy. J Am Coll Cardiol 2019.

33. Benson MD, Buxbaum JN, Eisenberg DS, Merlini G, Saraiva MJM, Sekijima Y, Sipe JD, Westermark P. Amyloid nomenclature 2018: recommendations by the International Society of Amyloidosis (ISA) nomenclature committee. Amyloid 2018;25:215-9.

34. S1 Leitlinie: Molekulargenetische Diagnostik mit Hochdurchsatz-Verfahren der Keimbahn, beispielsweise mit Next-Generation Sequencing. Med Genetik 2018; 30:278-292.

35. Miller DT, Lee K, Abul-Husn NS, Amendola LM, Brothers K, Chung WK, Gollob MH, Gordon AS, Harrison SM, Hershberger RE, Klein TE, Richards CS, Stewart DR, Martin CL, documents@acmg.net ASFWGEa. ACMG SF v3.2 list for reporting of secondary findings in clinical exome and genome sequencing: A policy statement of the American College of Medical Genetics and Genomics (ACMG). Genetics Med 2023;25:100866.

6.2. Neurologische Diagnostik

Anamnese und klinische Untersuchung

Die Anamnese bei Verdacht auf ATTRv-Amyloidose verläuft nach den Regeln der generellen Anamneseerhebung bei Polyneuropathie [1].

In der Anamnese ist vor allem nach dem Verlauf der Erkrankung zu fragen (wie progredient?), der Beteiligung der verschiedenen Systeme (motorisch, sensibel, autonom, neuropathische Schmerzen, ☞ Kap. 5.) und der Verteilung der Beschwerden (beinbetont? armbetont? symmetrisch?). Die Frage nach anderen möglichen Ursachen für eine Polyneuropathie (z.B. Diabetes, Z.n. Chemotherapie) und nach Genussgiften ist obligat. Relevant ist auch die Frage nach der Familienanamnese, welche auch Fragen nach kardialen Erkrankungen einschließen sollte.

Auch die klinische Untersuchung folgt den Standards für Polyneuropathie [1]. Wichtig ist die Untersuchung der Funktion der dünnen Nervenfasern über die Testung der Wärme- und Kältesensitivität und der Schmerzempfindung auf spitze Reize sowie auf Druck, vor allem auch an der oberen Extremität.

Elektroneurografie (ENG) und Elektromyografie (EMG)

Die Ergänzung der klinischen Untersuchung bei Verdacht auf eine Polyneuropathie besteht in erster Linie in der Messung der elektrischen Leitfähigkeit der Nerven (Elektroneurografie, ENG) und unter Umständen in einem Elektromyogramm (EMG).

Dies ist bei der ATTRv-Amyloidose nicht anders. ENG und EMG dienen dazu, das Vorhandensein einer Schädigung des peripheren Nervensystems nachzuweisen. Dies gelingt auch in sehr frühen Stadien, regelmäßig aber bei fortgeschrittener ATTRv-Amyloidose. Des Weiteren ermöglicht die ENG/EMG eine Unterscheidung zwischen axonaler und demyelinisierender Polyneuropathie, was vor allem für differenzialdiagnostische Überlegungen wichtig ist. Die ENG erfasst die Funktion schnell leitender, dick myelinisierter Nervenfasern.

Bei der ATTRv-Amyloidose handelt es sich meist um eine rasch fortschreitende axonale Polyneuropathie (PNP), seltener steht die Verlangsamung der Nervenleitgeschwindigkeit (NLG) und die Verlängerung der distal motorischen Latenzen (dML; *cave* Karpaltunnelsyndrom (CTS)) im Vordergrund, so dass in diesen Fällen die ATTRv-Amyloidose z.B. mit einer chronisch inflammatorischen demyelinisierenden Polyradikuloneuropathie (CIDP) verwechselt werden kann [2].

Kennzeichen der **axonalen** PNP ist die annähernd gleichmäßige Reduktion der Amplituden der motorischen und sensiblen Summenaktionspotentiale mehrerer Nerven bei distaler und proximaler Stimulation. Aufgrund der längenabhängigen Schädigung manifestiert sich dies zunächst an den unteren Extremitäten, betrifft aber rasch auch die Armnerven [3]. Auch bei einer axonalen PNP kommt es durch Verlust der dicken Nervenfasern zu einer mäßigen Reduktion der NLG, aber nicht unter 70 % der Norm. Bei der seltenen **demyelinisierenden** Form der ATTRv-Amyloidose, die immer zu differenzialdiagnostischen Untersuchungen Anlass geben sollte (z.B. Ausschluss einer CIDP), sind die distal motorischen Latenzen (dML) verlängert, die NLG verlangsamt (unter Umständen mit Leitungsblocks = Reduktion des Summenantwortpotentials um >50 % bei proximaler Stimulation), das Muskelsummenantwortpotential ist chronodispers, und die F-Wellenlatenz ist verlängert [4]. Die Verlängerung der dML am N. medianus alleine ist aber nicht ausreichend, um eine generalisierte Demyelinisierung zu belegen. Vielmehr hat die Mehrzahl der ATTRv-Patienten (auch bei den häufigen axonalen Formen) bereits als eines der ersten Symptome ein Karpaltunnelsyndrom.

Ein etabliertes Schema ist es, bei Verdacht auf ATTRv PNP folgende Nerven elektroneurografisch zu untersuchen: An der unteren Extremität sensibel den N. suralis evtl. mit Nadelelektroden und motorisch den N. peroneus und N. tibialis (+ F-Welle), am besten abwechselnd auf beiden Seiten (z.B. 2 links, 1 rechts). An der oberen Extremität empfiehlt es sich, den N. medianus beidseits motorisch und sensibel abzuleiten (wegen des häufigen CTS) und den N. ulnaris motorisch (+ F-Welle) und sensibel einseitig. Die Messung der sensiblen NLG erfolgt hier grundsätzlich antidrom.

Eine sinnvolle Ergänzung zur ENG in der Einordnung der PNP ist das EMG. EMG-Veränderungen finden sich früher und ausgeprägter bei der häufigen axonalen ATTRvPNP als bei der demyelinisierenden Form. Als akute Denervationszeichen lassen sich positive scharfe Wellen und Fibrillationen nachweisen, als Zeichen des chronischen Umbaus hohe, lange und mehrphasige Potentiale motorischer Einheiten. Es empfiehlt sich routinemäßig einseitig distale Muskeln wie den M. tibialis anterior an der unteren Extremität zu untersuchen. Ob weitere Muskeln untersucht werden müssen, hängt vom Einzelfall ab.

Die Ableitung von somato-sensorisch evozierten Potentialen (SEP) bringt keinen Informationsgewinn und ist deshalb nicht notwendig.

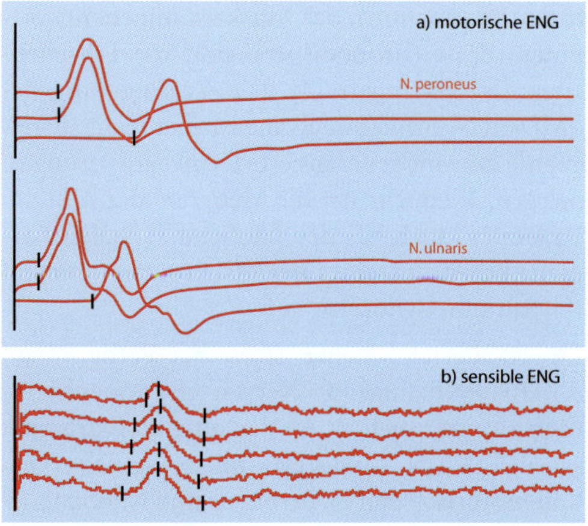

Abb. 6.4: Beispiel für den Befund einer typischen axonalen Neuropathie bei ATTRv-Amyloidose. Die motorischen NLG **(a)** des N. peroneus (oben, 42 m/s) und N. ulnaris (unten) sind normal, das motorische Summenantwortpotential ist beim N. peroneus reduziert (2,1 mA). Ebenso liegt die sensible NLG **(b)** des N. ulnaris im Normbereich (55 m/s) während das sensible Nervenaktionspotential bereits deutlich reduziert ist (8,5 µA). **ENG**: Elektroneurografie. **NLG**: Nervenleitgeschwindigkeit.

Quantitativ sensorische Testung (QST)

Viele Patienten mit ATTRv-Amyloidose klagen zunächst über spontan auftretende Schmerzen und den frühen Verlust des Warm- und Kaltempfindens. Sowohl Schmerzen als auch die Sensibilität für Temperatur werden durch dünne Nervenfasern vermittelt, die der ENG entgehen. Es kann vor allem in frühen Stadien die ENG/EMG-Untersuchung noch normwertig ausfallen, obwohl schon eine Small-Fiber-Polyneuropathie vorliegt. Aus diesem Grund ist es sinnvoll, bei Verdacht auf ATTRv-Amyloidose eine QST durchzuführen, die die Erfassung oben genannter Sinnesmodalitäten ermöglicht. Die QST-Ergebnisse sind allerdings maßgeblich von der Mitarbeit der Patienten abhängig, daher sind standardisierte Instruktionen unbedingt erforderlich [5].

Mit Hilfe eines Thermotesters werden Temperaturreize an standardisierten Stellen (Fußrücken, Handrücken) appliziert und Schwellen für Warm- und Kaltdetektion sowie Schwellen für Hitzeschmerz bestimmt. Dabei wird die Temperatur der Thermode ausgehend von einer Ausgangstemperatur von 32°C um 1°/s erhöht bzw. erniedrigt. Bei Erreichen der jeweiligen Schwellenwerte schaltet der Patient die Thermode ab, diese Temperatur wird registriert. Durch Wiederholen und Mittelung der Tests werden stabilere Werte erreicht. Zur alleinigen Bestimmung der Integrität der C- und A-delta-Fasern ist die Bestimmung der Warm- und Kaltschwellen ausreichend [6]. Die Messung der Hitzeschmerzschwellen ist in unseren Händen zu variabel für eine zusätzliche Information, wird aber dennoch empfohlen [7]. Auf die Bestimmung der Kälteschmerzschwellen kann verzichtet werden.

Bei der Testung der mechanischen Schmerzschwelle werden Pinprick-Stimulatoren verwendet. Die stumpfen Nadeln können durch ihr unterschiedliches Gewicht stumpfes oder spitzes Empfinden hervorrufen. Der Übergang von stumpf zu spitz stellt die Detektionsschwelle für Pinprick-Reize dar.

Bei fortgeschrittener ATTRv-Amyloidose führt der Verlust der A-delta-Fasern zu einer Erhöhung der Pinprick-Schmerzschwelle [8]. Dies bringt keinen weiteren Erkenntnisgewinn, da diese Fasern bereits mit der Kaltschwelle erfasst sind. Aber bei früher, schmerzhafter ATTRv-Amyloidose oder bei der Untersuchung der oberen Extremität lässt sich eine Erniedrigung der Pinprick-Schmerzschwellen beobachten als Surrogat einer mechanischen Hyperalgesie. Möglicherweise hat ein solcher Befund Implikationen für die gezielte Therapie der neuropathischen Schmerzen.

Die weiteren Untersuchungen nach dem QST-Protokoll des Deutschen Forschungsnetzwerks für neuropathische Schmerzen (DFNS) haben für die Charakterisierung der TTR-FAP nur eine geringe Bedeutung. Die Bestimmung der Vibrationsschwelle mit einer kalibrierten Stimmgabel ist bereits Bestandteil der neurologischen Untersuchung. Gemessen wird am Großzehengrundgelenk, ein ungefährer Normwert ist 5/8 bei Gesunden <60 Jahren [9].

Alters- und geschlechtsabhängige Normwerte für die Warm-, Kalt- und *Pinprick*-Schwellen an verschiedenen Körperregionen sind auf der Homepage des DFNS [10] verfügbar. Die individuellen Messwerte der Patienten können dort verglichen werden.

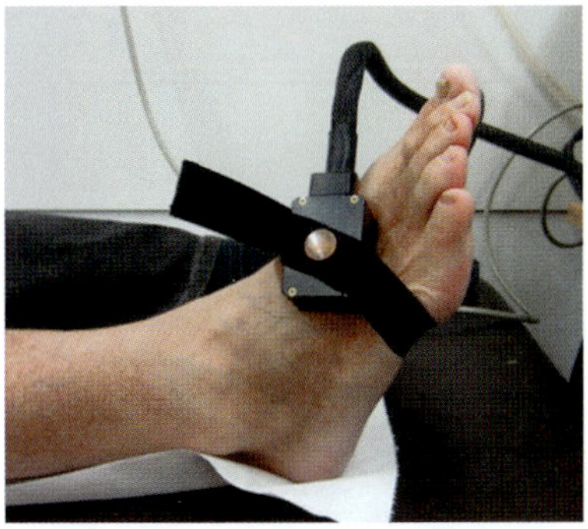

a

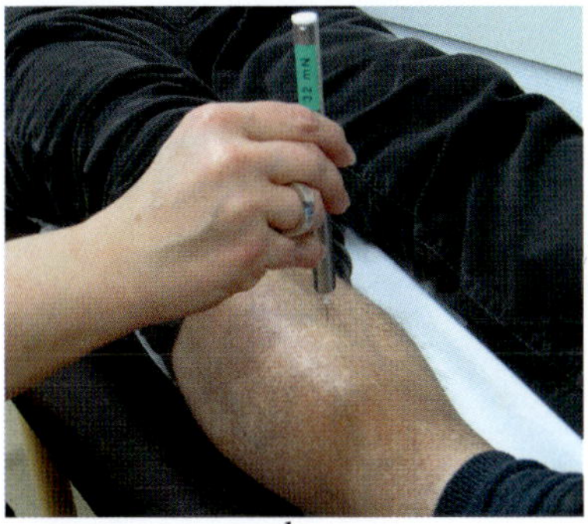

b

Abb. 6.5a+b: **a:** Dargestellt ist eine Thermode, die am Fußrücken angebracht ist, um bei ATTR-Patienten die thermischen Schwellen zu messen. Die Thermode ist ein Peltierelement, ein elektro-thermischer Wandler, bei dem bei Stromdurchfluss Wärme bzw. Kälte freigesetzt wird. **b:** Mit Hilfe kalibrierter Nadelstimulatoren lässt sich mit der *Forced-choice*-Methode die Schwelle (in mNewton) bestimmen, ab der eine *Pinprick*-Stimulation einen spitzen Schmerz auslöst.

Eine sinnvolle Ergänzung zur QST, um Änderungen der Funktion von A-delta-Fasern objektiv zu erfassen, sind die Laser-evozierten Potentiale (LEP, alternativ CHEPs = *contact heat evoked potentials* oder PREPs = *pain related evoked potentials*). Hier werden schmerzhafte Laser-, Hitze- oder elektrische Reize immer etwas versetzt auf eine Hautstelle gegeben und die evozierten Potentiale konventionell abgeleitet. Bestimmt werden die Latenz und die Amplitude, ersteres kann bei ATTRv-Amyloidose verlängert und letzteres reduziert sein. Einem Routineeinsatz stehen allerdings die hohen Investitionskosten (LEPs oder CHEPs) und die Etablierungsarbeit (PREP) im Wege, so dass diese speziellen Techniken derzeit nur in wenigen Zentren zur Verfügung stehen [11].

Mit der Methode der Magnetresonanz (MR)-Neurografie lassen sich Nervenverletzungen auf Ebene einzelner Nervenfaszikel nachweisen und lokalisieren. Mehrere Parameter der MR-Neurografie belegen bereits früh im Verlauf einer ATTRv-Amyloidose eine periphere Nervenschädigung und sind teilweise sogar bei klinisch asymptomatischen Genträgern auffällig [12]. Die MR-Neurografie, sofern sie verfügbar ist und Erfahrung vorhanden ist, könnte in Zukunft die Entscheidungsfindung erleichtern, ab wann Genträger behandelt werden sollen.

Der hochauflösende Nervenultraschall erleichtert die Diagnose eines Karpaltunnelsyndroms, was ja oft die erste klinische Manifestation einer ATTRv-Amyloidose ist. Der Nervenultraschall wird in der Regel in Kombination mit der ENG eingesetzt und ist sehr verlässlich, eine Neuropathie zu erkennen. Leider ist der Nervenultraschall aber nicht sonderlich geeignet, die ATTRv-Amyloidose von z.B. einer CIDP abzugrenzen [13].

Auch wenn die Nervenbiopsie (üblicherweise Suralisbiopsie) eine gute Sensitivität bezüglich der Amyloid-Detektion hat, ist dieser invasive Eingriff in den meisten Fällen nicht mehr nötig, weil die Diagnose der ATTRv-Amyloidose mittels Genetik bzw. nicht-invasiv mittels Szintigraphie des Herzens oder aus Biopsien anderer Organe gestellt wird, und für die Einschätzung der Neuropathie weniger invasive Methoden zur Verfügung stehen. In Hautbiopsien konnte in mehreren Kohorten das Amyloid bei der ATTRv-Amyloidose gut dargestellt werden [14, 15], so dass der pathologische Nachweis auch mit dieser minimal invasiven Methode gelingt. Wie bei jeder pathologischen Methode kann einen ATTRv auch bei negativem Amyloidnachweis vorliegen. Die Quantifizierung der Hautinnervation kann zudem helfen, Frühstadien der ATTRv-Amyloidose zu erkennen und die Neuropathie bei ATTRwt zu detektieren [16].

Neurofilament-Leichtketten (NfL) werden bei axonalem Schaden in den Blutkreislauf abgegeben, so auch bei einer ATTRv-Neuropathie. Die NfL-Werte unterscheiden asymptomatische von frühen symptomatischen Mutationsträgern. Ihre Messung könnte deshalb als Marker für eine beginnende axonale Schädigung während des Monitorings bei bekannter Mutation oder als Marker für die Progression einer etablierten ATTR-Neuropathie sinnvoll eingesetzt werden [17].

Diagnostik autonomer Symptome

Neben dem einfachen Schellong-Test wird häufig die Messung der Herzfrequenzvariabilität (HRV) zur Diagnostik der Funktion des vegetativen Nervensystems herangezogen (☞ Abb. 6.6 und 6.7). Hier konnte gezeigt werden, dass die Reduktion der HRV zumindest bei den *Late-onset*-Formen der p.Val50Met-Amyloidose mit den autonomen Symptomen assoziiert ist [18]. Ein Problem der Messung der HRV sind die Arrhythmien, die alle ATTRv-Amyloidose-Patienten früher oder später bekommen. Dann ist eine sinnvolle Auswertung nicht mehr möglich. Auch wenn die Reduktion des Schwitzens (Sudomotorik) nicht zu den klinisch im Vordergrund stehenden autonomen Störungen gehört, so konnte sowohl für den quantitativen sudomotorischen Axonreflextest (QSART) als auch für die sympathische Hautantwort (SSR) gezeigt werden, dass diese bei ATTRv-Amyloidose pathologisch vermindert sind [16]. In der QSART-Untersuchung zeigt sich eine meist längenabhängige Dysfunktion postganglionärer sympathischer Nervenfasern bei 74 % der Patienten [19]. Relativ früh im Verlauf kommt es zu einer Reduktion und dann zum Verlust der SSR [20]. Die Ausfall des SSR, nur dieser ist verwertbar, hat diagnostisch eine relativ niedrige Sensitivität, ist aber im Gegensatz zum QSART in der klinischen Routineelektrophysiologie gut etabliert. Möglicherweise ist die Verwendung eines Sudoscans®, der einem ähnlichen Prinzip folgt (Messung der elektrochemischen Leitfähigkeit), an den Füßen sensitiver [21].

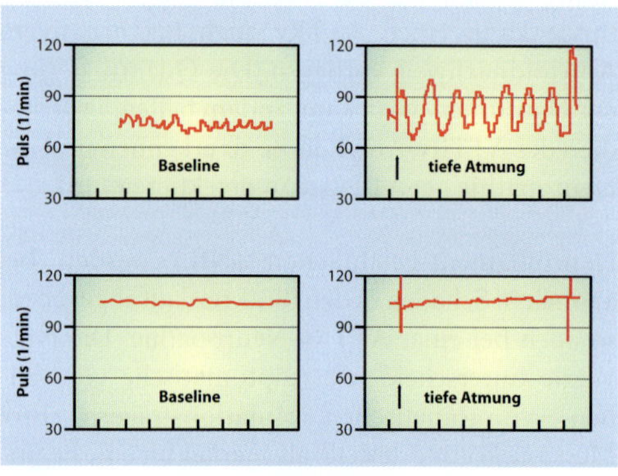

Abb. 6.6: Pathologisches Beispiel einer reduzierten Herzfrequenzvariabilität (untere Zeile).

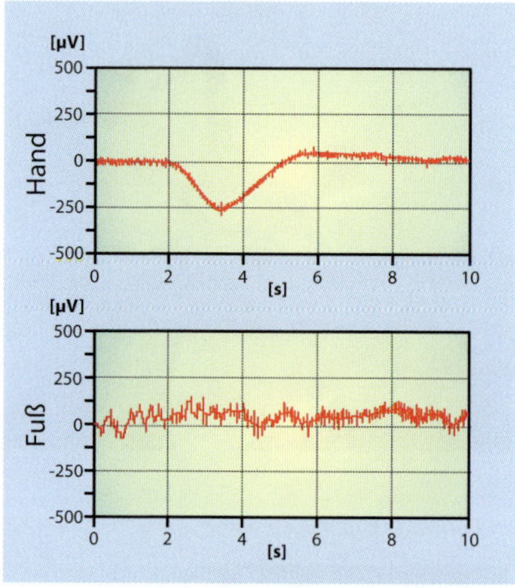

Abb. 6.7: Beispiel eines pathologischen SSR am Fuß, wie sie bei TTR-FAP vorkommt. **SSR**: *Sympathetic Skin Response*.

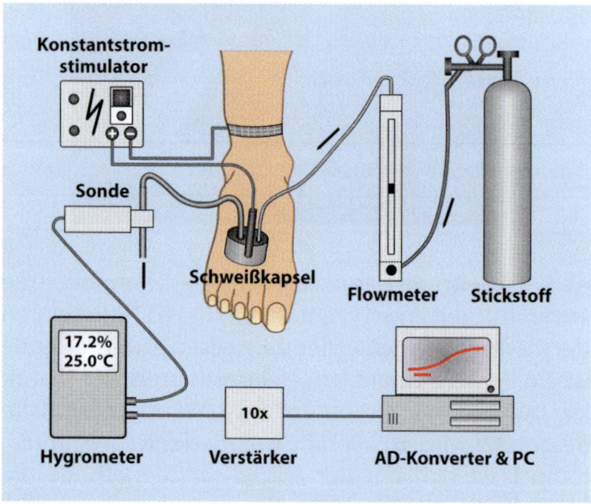

Abb. 6.8: Aufbau der quantitativen Sudometrie (QSART; sudomotorischer Axonreflex).

Literatur

1. Heuß D. et al., Diagnostik bei Polyneuropathien, S1-Leitlinie, 2019, in: Deutsche Gesellschaft für Neurologie (Hrsg.), Leitlinien für Diagnostik und Therapie in der Neurologie. Online: www.dgn.org/leitlinien (abgerufen am 12.07.2019).

2. Mathis S, Magy L, Diallo L, Boukhris S, Vallat JM. Amyloid neuropathy mimicking chronic inflammatory demyelinating polyneuropathy. Muscle Nerve 2012;45: 26-31.

3. Escolano-Lozano F, Barreiros AP, Birklein F, Geber C. Transthyretin familial amyloid polyneuropathy (TTR-FAP): Parameters for early diagnosis. Brain Behav 2018; 8:e00889.

4. Plante-Bordeneuve V, Ferreira A, Lalu T, Zaros C, Lacroix C, Adams D, Said G. Diagnostic pitfalls in sporadic

transthyretin familial amyloid polyneuropathy (TTR-FAP). Neurology 2007;69:693-8.

5. Geber C, Klein T, Azad S, Birklein F, Gierthmühlen J, Huge V, Lauchart M, Nitzsche D, Stengel M, Valet M, Baron R, Maier C, Tölle T, Treede RD. Test-retest and interobserver reliability of quantitative sensory testing according to the protocol of the German Research Network on Neuropathic Pain (DFNS): a multi-centre study. Pain 2011;152:548-56.

6. Escolano-Lozano F, Geber C, Barreiros AP, Birklein F. Follow-up in transthyretin familial amyloid polyneuropathy: Useful investigations. J Neurol Sci 2020;413: 116776.

7. Adams D, Sekijima Y, Conceição I, Waddington-Cruz M, Polydefkis M, Echaniz-Laguna A, et al. Hereditary transthyretin amyloid neuropathies: advances in pathophysiology, biomarkers, and treatment. Lancet Neurol. 2023;22(11):1061-74.

8. Üçeyler N, Vollert J, Broll B, Riediger N, Langjahr M, Saffer N, Schubert AL, Siedler G, Sommer C. Sensory profiles and skin innervation of patients with painful and painless neuropathies. Pain 2018;159:1867-76.

9. Martina IS, van Koningsveld R, Schmitz PI, van der Meche FG, van Doorn PA. Measuring vibration threshold with a graduated tuning fork in normal aging and in patients with polyneuropathy. European Inflammatory Neuropathy Cause and Treatment (INCAT) group. J Neurol Neurosurg Psychiatry 1998;6:743-7.

10. Deutscher Forschungsverbund Neuropathischer Schmerzen. http://www.neuro.med.tu-muenchen.de/dfns/.

11. Conceicao I, Costa J, Castro J, de Carvalho M. Neurophysiological techniques to detect early small-fiber dysfunction in transthyretin amyloid polyneuropathy. Muscle Nerve 2014;49:181-6.

12) Gasparotti R, Salvalaggio A, Corbo D, Agazzi G, Cacciavillani M, Lozza A, et al. Magnetic resonance neurography and diffusion tensor imaging of the sciatic nerve in hereditary transthyretin amyloidosis polyneuropathy. J Neurol 2023;270(10):4827-40.

13) Leonardi L, Di Pietro G, Di Pasquale A, Vanoli F, Fionda L, Garibaldi M, et al. High-resolution ultrasound of peripheral nerves in late-onset hereditary transthyretin amyloidosis with polyneuropathy: similarities and differences with CIDP. Neurol Sci 2022;43(5):3387-94.

14) Chao CC, Hsueh HW, Kan HW, Liao CH, Jiang HH, Chiang H, Lin WM, Yeh TY, Lin YH, Cheng YY, Hsieh ST. Skin nerve pathology: Biomarkers of premanifest and manifest amyloid neuropathy. Ann Neurol 2019;85: 560-73.

15) Freeman R, Gonzalez-Duarte A, Barroso F, Campagnolo M, Rajan S, Garcia J, Kim JY, Wang N, Orellana L, Gibbons C. Cutaneous amyloid is a biomarker in early ATTRv neuropathy and progresses across disease stages. Ann Clin Transl Neurol 2022;9:1370-83.

16) Papagianni A, Ihne S, Zeller D, Morbach C, Üçeyler N, Sommer C. Clinical and apparative investigation of large and small nerve fiber impairment in mixed cohort of ATTR-amyloidosis: impact on patient management and new insights in wild-type. Amyloid 2022;29(1):14-22.

17. Ticau S, Sridharan GV, Tsour S, Cantley WL, Chan A, Gilbert JA, Erbe D, Aldinc E, Reilly MM, Adams D, Polydefkis M, Fitzgerald K, Vaishnaw A, Nioi P. Neurofilament light chain as a biomarker of hereditary transthyretin-mediated amyloidosis. Neurology 2021;96(3):e412-e422.

18. Heldestad V, Wiklund U, Hornsten R, Obayashi K, Suhr OB, Nordh E. Comparison of quantitative sensory testing and heart rate variability in Swedish Val30Met ATTR. Amyloid 2011;18:183-90.

19. Kim DH, Zeldenrust SR, Low PA, Dyck PJ. Quantitative sensation and autonomic test abnormalities in transthyretin amyloidosis polyneuropathy. Muscle Nerve 2009;40:363-70.

20. Shivji ZM, Ashby P. Sympathetic skin responses in hereditary sensory and autonomic neuropathy and familial amyloid neuropathy are different. Muscle Nerve 1999;22:1283-6.

21. Castro J, Miranda B, Castro I, de Carvalho M, Conceição I. The diagnostic accuracy of Sudoscan in transthyretin familial amyloid polyneuropathy. Clin Neurophysiol 2016;127(5):2222-7.

6.3. Kardiale Diagnostik

Eine kardiale Amyloidose ist für einen wesentlichen Anteil der Fälle mit Herzinsuffizienz im höheren Lebensalter verantwortlich [1]. Wenn es sich nicht um eine AL-Amyloidose handelt, kommen differenzialdiagnostisch die ATTRwt und die ATTRv mit Kardiomyopathie in Frage.

> Die Basisdiagnostik besteht aus Ruhe-EKG, Echokardiografie sowie einem Langzeit-EKG [2]. Das Kardio-MRT kann ebenfalls wichtige Hinweis auf eine kardiale Amyloidose geben.

Echokardiografisch ist neben der Vermessung der Wandstärken beider Ventrikel und der Bestimmung der diastolischen Funktion insbesondere die auf Speckle-Tracking basierende **Strain-Analyse** hilfreich. Damit lässt sich das für kardiale Amyloidose typische *Apical Sparing* nachweisen. Darunter versteht man die Einschränkung der Kontraktilität im Bereich der basalen linksventrikulären Segmente bei erhaltener Kontraktilität der apikalen Segmente [3]. Im Kardio-MRT zeigt sich meist ein typisches Muster mit diffuser Gadolinium-Anreicherung (*Late Gadolinium Enhancement*, LGE) und eine Erhöhung des extrazellulären Volumens [3, 4].

Als diagnostische Methode der Wahl zur Bestätigung der kardialen Amyloidablagerungen gilt nach Ausschluss einer monoklonalen Gammopathie die **Knochenszintigrafie**, meist durchgeführt mittels ^{99m}Tc-DPD [5]. Alternativ können auch ^{99m}Tc-PYP oder ^{99m}Tc-HMDP verwendet werden [5]. Verschiedene Graduierungssysteme wurden vorgeschlagen. Die am häufigsten verwendete Klassifizierung folgt der Einteilung nach Perugini (Grad I-III). Grad II und III werden – bei vorbestehendem Verdacht auf kardiale Amyloidose – als beweisend für eine ATTR-Kardiomypathie erachtet [6]. Bei Vorliegen einer Gammopathie ist eine bioptische Sicherung der Diagnose, z.B. aus einer Endomyokardbiopsie, erforderlich. An einen positiven Befund sollte sich eine TTR-Mutationsanalyse anschließen, um zwischen einer hereditären und einer Wildtyp-Form zu differenzieren (☞ auch Kap. 6.3.). Zur Graduierung des Schweregrads der Kardiomyopathie dienen die kardialen Biomarker NT-proBNP und hochsensitives Troponin sowie die geschätzte glomeruläre Filtrationsrate (eGFR) zur Abschätzung der Nierenfunktion [1].

Eine weitere Gefahr bei der Amyloid-Kardiomyopathie ist das Auftreten schwerwiegender Reizleitungsstörungen, die das Risiko eines plötzlichen Herztodes erhöhen [7]. Bei Schenkelblockbildern oder ausgeprägter Bradykardie kann die Implantation eines Schrittmachers erforderlich sein. Daher sollte bei Patienten mit entsprechender Symptomatik oder Veränderungen im Ruhe-EKG ein Langzeit-EKG aufgezeichnet werden [8] (☞ auch Kap. 5.3.).

Literatur

1. Ruberg FL, Grogan M, Hanna M, Kelly JW, Maurer MS. Transthyretin amyloid cardiomyopathy: JACC state-of-the-art review. J Am Coll Cardiol 2019;73: 2872-91.

2. Kristen AV, Rocken C. Amyloidose des Herzens. Pathologe 2012;33:236-44.

3. Lee SP, Park JB, Kim HK, Kim YJ, Grogan M, Sohn DW. Contemporary imaging diagnosis of cardiac amyloidosis. J Cardiovasc Imaging 2019;27:1-10.

4. Martinez-Naharro A, Treibel TA, Abdel-Gadir A, Bulluck H, Zumbo G, Knight DS, Kotecha T, Francis R, Hutt DF, Rezk T, Rosmini S, Quarta CC, Whelan CJ, Kellman P, Gillmore JD, Moon JC, Hawkins PN, Fontana M. Magnetic resonance in transthyretin cardiac amyloidosis. J Am Coll Cardiol 2017;70:466-77.

5. Gillmore JD, Maurer MS, Falk RH, Merlini G, Damy T, Dispenzieri A, Wechalekar AD, Berk JL, Quarta CC, Grogan M, Lachmann HJ, Bokhari S, Castano A, Dorbala S, Johnson GB, Glaudemans AW, Rezk T, Fontana M, Palladini G, Milani P, Guidalotti PL, Flatman K, Lane T, Vonberg FW, Whelan CJ, Moon JC, Ruberg FL, Miller EJ, Hutt DF, Hazenberg BP, Rapezzi C, Hawkins PN. Nonbiopsy diagnosis of cardiac transthyretin amyloidosis. Circulation 2016;133:2404-12.

6. Gallini C, Tutino F, Martone R, Ciaccio A, Costanzo EN, Taborchi G, Morini S, Bartolini S, Farsetti S, Di Mario C, Perfetto F, Cappelli F. Semi-quantitative indices of cardiac uptake in patients with suspected cardiac amyloidosis undergoing 99mTc-HMDP scintigraphy. J Nucl Cardiol 2021;28:90-99.

7. Adams D, Koike H, Slama M, Coelho T. Hereditary transthyretin amyloidosis: a model of medical progress for a fatal disease. Nat Rev Neurol 2019;15:387-404.

8. Milner J, Teixeira RN, Marinho AV, Silva N, Calretas S, Ferrao J, Furtado E, Telo MJ, Ventura M, Cristovao J, Elvas L, Pego GM, Antonio N. Pacemaker implantation in familial amyloid polyneuropathy: when and for whom? J Interv Card Electrophysiol 2019;55:207-11.

6.4. Pathologie

Makroskopisch ist die Amyloidose bei entsprechender Ausdehnung durch einen Verlust der Elastizität des Gewebes, steifer, wächserner, manchmal auch speckiger Schnittfläche und erhöhter Brüchigkeit charakterisiert. Histologisch erscheint Amyloid im Hämatoxylin-Eosin (HE)-gefärbten Schnittpräparat als homogen-eosinrote Ablagerung (☞ Abb. 6.9A). Kleine und diskrete Amyloidablagerungen sind im HE-gefärbten Schnitt nicht oder nur schwer zu erkennen. In der Kongorotfärbung findet sich polarisationsoptisch eine anomale (unregelmäßige) Polarisationsfarbe (☞ Abb. 6.9B). Dabei muss sich das Präparat zwischen dem Polarisator (Polarisationsfilter zwischen Lichtquelle und Objektträger) und dem Analysator (Polarisationsfilter zwischen Objektträger und Beobachter), die in einem rechten Winkel gekreuzt zu einander ausgerichtet sind, befin-

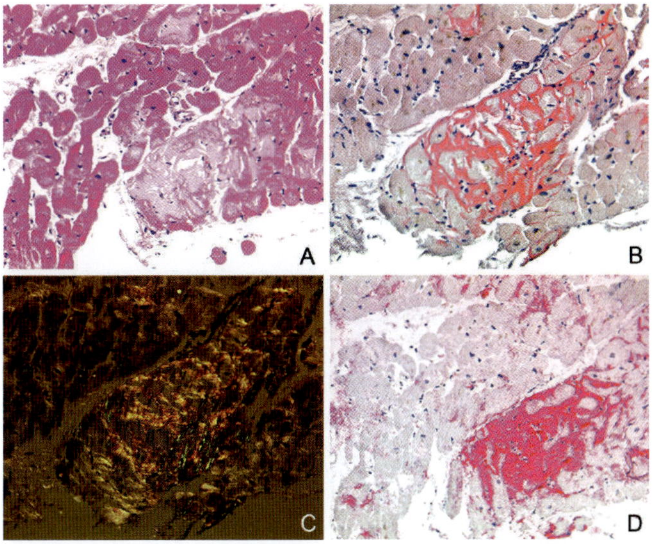

Abb. 6.9: Amyloid in einer Herzbiopsie eines 73 Jahre alten Mannes. Ausgedehnte interstitielle Amyloidablagerungen einer senilen kardiovaskulären ATTR-Amyloidose. Hämatoxylin und Eosin **(A)**. Kongorot im Durchlicht **(B)** und im polarisierten Licht zwischen gekreuzten Polaren **(C)**. Immunhistologie mit einem Antikörper gegen Transthyretin **(D)**. Originalvergrößerungen 200-fach.

den. Nur wenn gekreuzter Polarisator und Analysator ein einwandfreies Dunkelfeld erzeugen und die Lichtquelle auf maximale Helligkeit eingestellt ist, lassen sich kleinste Amyloidmengen erkennen. Ein leichtes Spiel des Polarisators oder Analysators im spitzen Winkel kann den Amyloid-typischen Farbumschlag leichter sichtbar machen (☞ Abb. 6.9C). Auch eine Rotation des Objektträgertisches erleichtert manchmal den Nachweis diskreter Amyloidablagerungen. Je nach Färbeprotokoll variieren die anomalen Polarisationsfarben zwischen orange-gelb-rötlich und grünlich-türkisfarben-bläulich [1, 2]. Fluoreszenzmikroskopisch leuchtet Amyloid bei Einsatz des entsprechenden Filters kräftig orange auf und hebt sich gut vom Hintergrund ab.

Die verschiedenen Amyloid-Typen weisen ein uneinheitliches Färbe- und Polarisationsverhalten auf. Die AA-Amyloidose und viele hereditäre Amyloidosen haben eine kräftige, manchmal stark leuchtende Polarisationsfarbe. Die AL-Amyloidosen schwanken zwischen kräftiger bis eher matter Polarisationsfarbe, die leicht übersehen oder fehlinterpretiert werden kann. Die Brillanz der Polarisationsfarben wechselt auch bei der ATTR-Amyloidose. Die senile kardiovaskuläre ATTR-Amyloidose und die "*late-onset*" (>50. Lebensjahr) hereditäre p.Val50Met-Amyloidose mit Ablagerungen fragmentierten Transthyretins sind nur schwach kongophil mit eher blasser Polarisationsfarbe. Die "*early-onset*" (≈30. Lebensjahr) hereditäre ATTR-p.Val50Met-Amyloidose mit Ablagerungen des nicht trunkierten Transthyretins weist eine kräftige, glitzernde Polarisationsfarbe auf [3, 4].

Amyloid kann bislang nur histologisch oder elektronenmikroskopisch diagnostiziert werden. In der Massenspektrometrie sind allerdings sowohl aus Gewebe wie auch aus dem Blut große Fortschritte erzielt worden [5, 6], so dass zukünftig möglicherweise neue Standards gelten werden. Noch gilt die Kongorotfärbung als Goldstandard für den Nachweis des Amyloids. Puchtler's Kongorotfärbung in Verbindung mit der Polarisationsmikroskopie ist spezifisch für den Nachweis des Amyloids [7], allerdings mit begrenzter Sensitivität. Diskrete Amyloidablagerungen können übersehen werden. Durch Anfertigen dickerer Paraffinschnitte lässt sich die Sensitivität steigern (5-10 µm anstatt der 2-5 µm dicken Schnitte). Bei heterogener Verteilung des Amyloids im Gewebe kann die Anfertigung von Serien- oder Stufenschnitten erforderlich sein. Darüber hinaus können Kongorot-gefärbte Schnittpräparate fluoreszenzmikroskopisch ausgewertet werden, wodurch kleine und diskrete Amyloidablagerungen leichter nachweisbar sind [8]. Die Fluoreszenz ist jedoch

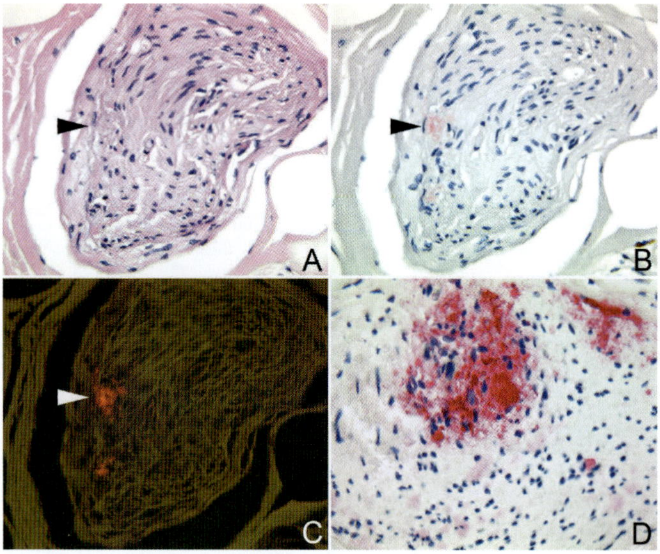

Abb. 6.10: Amyloid in einer Suralisbiopsie eines 73 Jahre alten Mannes. Endoneurale ATTR-Amyloidablagerungen (Pfeilspitzen). Hämatoxylin und Eosin **(A)**. Kongorot im Durchlicht **(B)** und im Fluoreszenzmikroskop **(C)**. Immunhistologie mit einem Antikörper gegen Transthyretin **(D)**. Originalvergrößerungen 400-fach.

nicht spezifisch und eine anomale Polarisationsfarbe muss anschließend im polarisierten Licht gesucht werden. Elektronenmikroskopisch liegen nichtverzweigte ca. 10 nm durchmessende Fibrillen variabler Länge vor.

Bei Vorliegen einer Amyloidose weist die Probenentnahme aus dem symptomatischen Gewebe oder Organ (z.B. Niere oder Herz; ☞ Abb. 6.9) die höchste Wahrscheinlichkeit auf, einen positiven Amyloidnachweis führen zu können. Die Sensitivität der gewählten Methode hängt vom Amyloidtyp, dem Stadium der Erkrankung und der Erfahrung des Probennehmers ab. Biopsate des oberen und unteren Gastrointestinaltraktes sollten Submucosa enthalten. Bei der hereditären ATTR-Amyloidose und bei nicht-hereditären systemischen Amyloidosen ist auch für die Biopsie aus kleinen Mundspeicheldrüsen eine zufriedenstellende Sensitivität beschrieben worden [9-11]. Für die wenig invasive Hautbiopsie ist von einer Arbeitsgruppe eine Sensitivität von 70 % bei *Early-onset*-ATTR-Amyloidose beschrieben worden [12], allerdings steigt hier offenbar die Sensitivität stadienabhängig, so dass die Hautbiopsie in frühen Stadien nicht sehr nützlich ist [13]. Wenn die Hauptmanifestation der Amyloidose eine Polyneuropathie ist, hat die Biopsie des N. suralis eine Sensitivität von 80-90 % für das Amyloid [14] (☞ Abb. 6.10). Mit der Suralisbiopsie lassen sich auch andere Ursachen einer Polyneuropathie erkennen, wie z.B. eine isolierte Vaskulitis des peripheren Nervens. Auch hier besteht, wie in allen Geweben, das Risiko eines Probensammelfehlers, zumal Amyloid nicht gleichmäßig verteilt ist und die Amyloidpolyneuropathie die Summe der Schädigung über die gesamte Länge der Nerven ist.

Nach der Diagnosesicherung am Kongorot-gefärbten Schnitt muss das Amyloid klassifiziert werden, d.h. das abgelagerte Amyloidprotein muss identifiziert werden [15]. Damit kann die zu Grunde liegende Erkrankung zugeordnet und die klinische Relevanz abgeschätzt werden. Es gibt keine zuverlässigen histomorphologischen Kriterien, die es erlauben, die verschiedenen Amyloidproteine voneinander zu unterscheiden. Es sind eine ganze Reihe spezifischerer Methoden entwickelt worden, die eine Identifikation des Amyloidproteins erlauben. Die Klassifikation der AA-Amyloidose stellt dabei i.d.R. kein Problem dar, da paraffingängige monoklonale Antikörper kommerziell erhältlich sind und bei korrekter Anwendung und angemessenen Kontrollen praktisch immer AA-Amyloid korrekt klassifizieren. Größere Schwierigkeiten bereitet die Klassifikation der AL-Amyloidosen und deren Abgrenzung zu den selteneren hereditären Amyloidosen [16, 17]. Dies liegt vor allem daran, dass bei den AL-Amyloidosen die variable Region der Immunglobulin κ- oder λ-Leichtketten abgelagert wird und nur ein Teil der konstanten Region. Damit hat jeder Patient mit einer AL-Amyloidose sein "individuelles" Amyloidprotein.

In einer prospektiv angelegten klinisch-pathologischen Studie konnten wir den Nutzen der Immunhistologie für die Klassifikation des Amyloids belegen [18]. Da die Zahl der Amyloidproteine stetig gestiegen ist, stellt sich die Frage nach ihrer Relevanz für die klinische Pathologie. Viele Amyloidproteine treten nur streng lokal auf. Es ist nicht sinnvoll, diese Amyloidproteine bei einer systemischen Amyloidose zu überprüfen. In der eigenen Praxis hat sich ein schrittweises Vorgehen bewährt, das u.a. auch davon abhängt, welches Gewebe zur Untersuchung vorliegt. Allgemein wird grundsätzlich auf eine AA-, AApoAI-, AL- (κ- und λ-Leichtketten) und ATTR-Amyloidose geprüft. Bei Nierenbiospaten obligat zusätzlich AFib- und ALys-Amyloid, und bei ZNS-Gewebe zusätzlich Aβ-Peptid. Weiterführende Untersuchungen erfolgen nur gezielt und unter Berücksichtigung des Patientenalters und klinischer Angaben. Grundsätzlich sollte zu jeder immunhistologischen Färbung ein Kongorot-gefärbter Serienschnitt mitgeführt werden, der die Zuordnung des Amyloids in den immunhistologisch gefärbten Schnitten erleichtert.

Die zweifelsfreie Identifikation des Amyloidproteins gelingt mit biochemischen Verfahren. Das Amyloidprotein muss aus dem Gewebe extrahiert und seine Primärstruktur sequenziert werden. Das gelingt in Einzelfällen sogar mit Amyloid-haltigen, Formalin-fixierten und in Paraffin eingebetteten Gewebeproben. Wenn genügend Material vorliegt, werden biochemische Verfahren zum Erfolg führen. Massenspektrometrie-basierte proteomische Verfahren werden an einigen Zentren für die klinische Routinediagnostik eingesetzt [19-22]. Es muss dabei bedacht werden, dass Amyloid ein Proteingemisch ist und Proteomanalysen eine Vielzahl von nicht Fibrillen-assoziierten Bestandteilen enthält. Es braucht auch hier viel Erfahrung für eine korrekte Anwendung der Methodik im klinischen Kontext [23].

Die wichtigste Differenzialdiagnose zu Amyloid sind Ablagerungen im Gewebe bei Immunglobulin-Leicht- und Schwerkettenablagerungskrankheit [24]. Diese Ablagerungen weisen keine anomale Polarisationsfarbe auf und enthalten keine Amyloid-P-Komponente. Weiterhin können Hyalinosen und Sklerosen gelegentlich im HE-gefärbten Schnittpräparat den Verdacht auf das Vorliegen von Amyloid erwecken. Dies lässt sich aber leicht durch die Kongorotfärbung ausschließen. Kollagen weist bei mangelnder Differenzierung der Kongorotfärbung gelegentlich eine grüne Polarisationsfarbe auf. Diese verschwindet jedoch bei Rotation des Objektträgertisches und zeigt außerdem die Kollagen-typische Bänderung. Bei einer subepithelialen Hyalinose in Dickdarmbiopsaten sollte im Umkehrschluss nicht nur an eine kollagene Kolitis gedacht werden sondern auch an die Möglichkeit einer Amyloidose. Amyloid lagert sich im Dickdarm gelegentlich unterhalb des Oberflächenepithels ab.

Literatur

1. Howie AJ, Brewer DB, Howell D, Jones AP. Physical basis of colors seen in Congo red-stained amyloid in polarized light. Lab Invest 2008;88:232-42.

2. Howie AJ, Brewer DB. Optical properties of amyloid stained by Congo red: History and mechanisms. Micron 2009;40:285-301.

3. Bergstrom J, Gustavsson A, Hellman U, Sletten K, Murphy CL, Weiss DT, Solomon A, Olofsson BO, Westermark P. Amyloid deposits in transthyretin-derived amyloidosis: cleaved transthyretin is associated with distinct amyloid morphology. J Pathol 2005;206:224-32.

4. Ihse E, Ybo A, Suhr O, Lindqvist P, Backman C, Westermark P. Amyloid fibril composition is related to the phenotype of hereditary transthyretin V30M amyloidosis. J Pathol 2008;216:253-61.

5. Klein CJ, Vrana JA, Theis JD, Dyck PJ, Dyck PJ, Spinner RJ, Mauermann ML, Bergen HR, 3rd, Zeldenrust SR, Dogan A. Mass spectrometric-based proteomic analysis of amyloid neuropathy type in nerve tissue. Arch Neurol 2011;68:195-9.

6. Nomura T, Ueda M, Tasaki M, Misumi Y, Masuda T, Inoue Y, Tsuda Y, Okada M, Okazaki T, Kanenawa K, Isoguchi A, Nakamura M, Obayashi K, Shinriki S, Matsui H, Yamashita T, Ando Y. New simple and quick method to analyze serum variant transthyretins: direct MALDI method for the screening of hereditary transthyretin amyloidosis. Orphanet J Rare Dis 2019;14:116.

7. Puchtler H, Sweat F, Levine M. On the binding of Congo red by amyloid. J Histochem Cytochem 1962;10:355-64.

8. Linke RP. Highly sensitive diagnosis of amyloid and various amyloid syndromes using Congo red fluorescence. Virchows Arch 2000;436:439-48.

9. Do AB, Coelho T, Sousa A, Guimaraes A. Usefulness of labial salivary gland biopsy in familial amyloid polyneuropathy Portuguese type. Amyloid 2009;16:232-8.

10. Foli A, Palladini G, Caporali R, Verga L, Morbini P, Obici L, Russo P, Sarais G, Donadei S, Montecucco C, Merlini G. The role of minor salivary gland biopsy in the diagnosis of systemic amyloidosis: results of a prospective study in 62 patients. Amyloid 2011;18 Suppl 1:80-2.

11. Mercan R, Bitik B, Tezcan ME, Kaya A, Tufan A, Ozturk MA, Haznedaroglu S, Goker B. Minimally invasive minor salivary gland biopsy for the diagnosis of amyloidosis in a rheumatology clinic. ISRN Rheumatol 2014;2014:3546-48.

12. Ebenezer GJ, Liu Y, Judge DP, Cunningham K, Truelove S, Carter ND, Sebastian B, Byrnes K, Polydefkis M. Cutaneous nerve biomarkers in transthyretin familial amyloid polyneuropathy. Ann Neurol 2017;82:44-56.

13. Chao CC, Hsueh HW, Kan HW, Liao CH, Jiang HH, Chiang H, Lin WM, Yeh TY, Lin YH, Cheng YY, Hsieh ST. Skin nerve pathology: Biomarkers of premanifest and manifest amyloid neuropathy. Ann Neurol 2019;85: 560-73.

14. Koike H, Hashimoto R, Tomita M, Kawagashira Y, Iijima M, Tanaka F, Sobue G. Diagnosis of sporadic transthyretin Val30Met familial amyloid polyneuropathy: a practical analysis. Amyloid 2011;18:53-62.

15. Benson MD, Berk JL, Dispenzieri A, Damy T, Gillmore JD, Hazenberg BP, Lavatelli F, Picken MM, Röcken C, Schönland S, Ueda M, Westermark P.Tissue biopsy for the diagnosis of amyloidosis: experience from some centres. Amyloid. 2022;29:8-13

16. Kebbel A, Röcken C. Immunohistochemical classification of amyloid in surgical pathology revisited. Am J Surg Pathol 2006;30:673-83.

17. Lachmann HJ, Booth DR, Booth SE, Bybee A, Gilbertson JA, Gillmore JD, Pepys MB, Hawkins PN. Misdiagnosis of hereditary amyloidosis as AL (primary) amyloidosis. N Engl J Med 2002;346:1786-91.

18. Schönland SO, Hegenbart U, Bochtler T, Mangatter A, Hansberg M, Ho AD, Lohse P, Röcken C. Immunohistochemistry in the classification of systemic forms of amyloidosis: a systematic investigation of 117 patients. Blood 2012;119:488-93.

19. Klein CJ, Vrana JA, Theis JD, Dyck PJ, Dyck PJ, Spinner RJ, Mauermann ML, Bergen HR, III, Zeldenrust SR, Dogan A. Mass Spectrometric-Based Proteomic Analysis of Amyloid Neuropathy Type in Nerve Tissue. Arch Neurol 2010;68:195-9.

20. Lavatelli F, Valentini V, Palladini G, Verga L, Russo P, Foli A, Obici L, Sarais G, Perfetti V, Casarini S, Merlini G. Mass spectrometry-based proteomics as a diagnostic tool when immunoelectron microscopy fails in typing amyloid deposits. Amyloid 2011;18 Suppl 1:64-6.

21. Vrana JA, Gamez JD, Madden BJ, Theis JD, Bergen HR, III, Dogan A. Classification of amyloidosis by laser microdissection and mass spectrometry-based proteomic analysis in clinical biopsy specimens. Blood 2009; 114:4957-9.

22. Hill MM, Dasari S, Mollee P, Merlini G, Costello CE, Hazenberg BPC, Grogan M, Dispenzieri A, Gertz MA, Kourelis T, McPhail ED. The Clinical Impact of Proteomics in Amyloid Typing. Mayo Clin Proc. 2021;96:1122-1127.

23. Gottwald J, Röcken C. The amyloid proteome: a systematic review and proposal of a protein classification system. Crit Rev Biochem Mol Biol. 2021;56:526-542.

24. Doppler K, Knop S, Einsele H, Sommer C, Wessig C. Sporadic late onset nemaline myopathy and immunoglobulin deposition disease. Muscle Nerve 2013;48:983-8.

6.5. Diagnostischer Algorithmus

Die Diagnose einer systemischen Amyloidose erfordert ein mehrschrittiges Vorgehen [1-6]:

- 1. Verdacht auf (systemische) Amyloidose
- 2. Diagnosesicherung
- 3. Evaluierung des Organbefalls
- 4. Graduierung des Organbefalls
- 5. Genetische Testung im Falle einer potenziell hereditären Form

In den letzten Jahren wurden von unterschiedlichen Gruppen sowie Fachgesellschaften verschiedene Empfehlungen und Konsensuspapiere veröffentlicht, die in weitgehend kongruent sind [3-7].

An erster Stelle steht zunächst der **Verdacht auf eine Amyloidose.**

Wie man den Darstellungen aus dem Kapitel "Klinisches Bild" entnehmen kann, ist die klinische Manifestation der Amyloidose hoch variabel, sodass eine Vielzahl an Symptomen auf eine Amyloidose hindeuten kann. In den meisten Fällen sind diese jedoch unspezifisch und sind klinisch nicht oder nur schwer von denen wesentlich häufigerer Differenzialdiagnosen zu unterscheiden. Eine Übersicht über die sog. "*Red Flags*" gibt Tab. 6.3 [1, 2, 8]:

Geleitet durch diese *Red Flags* sollte bei V.a. Amyloidose eine weitere Diagnostik begonnen werden. Gemäß der ESC ist zudem in typischen Konstella-

Modus	*Red Flags*
Anamnese/ Klinische Befunde	Herzinsuffizienzsymptome* z.B. Luftnot Diagnose einer hypertrophen Kardiomyopathie im höheren Alter Schwindel, Synkopen Progrediente distal-symmetrische sensomotorische Polyneuropathie* (in jüngeren Jahren sich auch aus einer Small-fiber-Symptomatik entwickelnd) Beidseitiges Karpaltunnelsyndrom im mittleren Lebensalter Zeichen einer autonomen Neuropathie* - Orthostatische Hypotonie - “Normalisierung” einer vorbekannten Hypertonie* - gastrointestinale Motilitätsstörung, Durchfälle oder Obstipation, teilweise im Wechsel - Miktionsstörung - erektile Dysfunktion Hepatomegalie Makroglossie Weichteilschwellungen Periorbitale Purpura, kutane Einblutungen*, kutane Verfärbungen Spinalkanalstenose Aortenstenose* Bizepssehnenruptur Glaskörperablagerungen Positive Familienanamnese*
EKG	Niedervoltage (trotz Hypertrophie)* Pseudoinfarktmuster/-Q-Wellen* Vorhofflimmern AV-Block*, Schenkelblock
Neurografien	Befunde passend zu einer axonalen (Reduktion der SNAP und MSAP) oder demyelinisierenden (verlängerte dML, verzögerte F-Wellen, langsame NLG) Polyneuropathie, auch an der oberen Extremität
Labor	Anhaltende Erhöhung der kardialen Biomarker Disproportionale NT-proBNP-Erhöhung verglichen zur Ausprägung der Herzinsuffizienz Unklare Verschlechterung der Nierenfunktion oder Nierenversagen Proteinurie* (variable Ausprägung; charakteristisch führende Albuminurie) Erhöhung der alkalischen Phosphatase
Kardiale Bildgebung	Hypertrophie (einschließlich Verdickung des interatrialen und -ventrikulären Septums, der atrioventrikulären Klappen sowie der rechtsventrikulären Wände) Diastolische Dysfunktion Granular sparkling des Myokards (Echokardiografie) Reduktion des globalen longitudinalen Strains bei Erhalt der Kontraktilität in den apikalen Segmenten (“*Apical Sparing*”) (Echokardiografie) Erhöhung des extrazellulären Volumens (kardiales MRT) Erhöhte native T1-Werte (kardiales MRT) Subendokardiales oder transmurales late gadolinium enhancement (LGE; kardiales MRT)* Abnormale Gadolinium-Kinetik (kardiales MRT) Perikarderguss

Tab. 6.3: Übersicht über die sog. *Red Flags*.

tionen, in denen eine Herzerkrankung gleichzeitig mit einer Plasmazelldyskrasie, einem nephrotischen Syndrom, einer Polyneuropathie oder einer chronisch-entzündlichen Erkrankung auftritt, an eine Amyloidose zu denken [3]. Findet sich bei Patienten (insbes. bei Alter ≥65 Jahren) eine Wanddicke des linken Ventrikels von mindestens 12 mm sowie mindestens eine der o.g. *Red Flags* (*, ☞ Tab. 6.3), sollte ebenfalls die entsprechende Diagnostik veranlasst werden. Die Prävalenz einer kardialen ATTR-Amyloidose beträgt bis zu 19 % in diesen Risikokollektiven [3].

Die **Diagnosesicherung einer systemischen Amyloidose** (ungeachtet des Subtyps) erfordert grundsätzlich einen histologischen Nachweis von Amyloid und eine anschließende Subtypisierung zur Determinierung der zugrunde liegenden Form der Amyloidose [1-3, 5, 6, 9]. Methode der Wahl zur Materialgewinnung ist die abdominale Fettaspiration [1, 2, 10]. Alternativ kann eine Speicheldrüsenbiopsie in Betracht gezogen werden [11]. Direkte Organbiopsien sollten bei erhöhtem Blutungs- und Komplikationsrisiko möglichst vermieden werden, sind jedoch bei fehlender anderweitiger Möglichkeit zur Diagnosesicherung und hinreichendem klinischen Verdacht indiziert [1, 2, 10]. Die Sensitivität der Biopsien unterschiedlicher Lokalisation variiert erheblich in Abhängigkeit vom zugrunde liegenden Subtyp sowie der jeweiligen Mutation: Während bei kardialer AL-Amyloidose die Sensitivität 84 % (77-88 %) für die Bauchfettbiopsie beträgt, liegt diese bei kardialer ATTRwt-Amyloidose nur bei 15 % (11-20 %) und bei ATTRv-Amyloidose bei 45 % (36-54 %) mit hoher Variabilität in Abhängigkeit von der Mutation (z.B. p.Val142Ile 33 %, p.Thr80Ala 67 %) [12]. Durch Kombination von Knochenmarkbiopsien und Bauchfettaspiration bei Patienten mit Plasmazelldyskrasie findet sich eine Steigerung der Sensitivität auf 89 % [13]. Direkte Biopsien betroffener Organe wie Myokard- und Suralisbiopsien zeigen natürlich deutlich höhere Sensitivitäten von 100 % bzw. 79-80 % bei hoher Spezifität von bis zu 100 % [9].

Bei kardialer Manifestation einer ATTR-Amyloidose besteht zudem die Möglichkeit einer nicht-invasiven Diagnosesicherung: Ist eine Plasmazelldyskrasie mittels Bestimmung der freien Leichtketten im Serum und Immunfixation aus Serum und 24-Stunden-Sammelurin ausgeschlossen, gilt die Diagnose bei einem Tracer-Uptake Grad 2 oder 3 nach Perugini in der Szintigrafie mit ^{99m}Tc-DPD, ^{99m}Tc-HMDP oder ^{99m}Tc-PYP als gesichert [14]. Ergibt sich in der Szintigrafie eine kardiale Tracer-Anreicherung entsprechend Grad 1 nach Perugini ist ein zusätzlicher histologischer Nachweis extrakardial oder mittels Myokardbiopsie zur Diagnosesicherung erforderlich [3, 5, 6, 14].

Bei positivem Nachweis einer Plasmazelldyskrasie ist die Skelettszintigrafie für die Diagnose einer kardialen Amyloidose nicht geeignet [1-3, 5, 6, 14]. Bei isolierter kardialer Amyloidose ist bei negativer Bauchfett- und/oder Speicheldrüsenbiopsie eine Myokardbiopsie für die Differenzierung zwischen einer kardialen AL-Amyloidose, einer kardialen ATTR-Amyloidose mit koexistenter monoklonaler Gammopathie oder einer anderweitigen kardialen Erkrankung erforderlich [1-3, 5, 6]. Bei zusätzlich betroffenen Organen kann die Diagnosesicherung extrakardial erfolgen. Tab. 6.5 fasst die Möglichkeiten zur Sicherung einer kardialen Amyloidose noch einmal zusammen [5, 6].

Grundsätzlich ist der histologische Amyloidnachweis aus einer Biopsie bzw. einem betroffenen Organ für die Diagnose einer Amyloidose ausreichend, d.h. Biopsien weiterer Organe zur Bestimmung des **Musters des Organbefalls** sind nicht erforderlich (Ausnahme: landesspezifische Erfordernisse für Zugang zu kausal wirksamen Medikamenten). Statt dessen wird im nächsten Schritt das Muster des Organbefalls nicht-invasiv anhand charakteristischer Befunde in der Bildgebung so-

Grad	Definition nach Perugini
Grad 0	Keine kardiale Tracer-Anreicherung, normale Knochenanreicherung
Grad 1	Leichte kardiale Tracer-Anreicherung, geringer als Knochenanreicherung
Grad 2	Moderate kardiale Tracer-Anreicherung und etwas geringere Knochenanreicherung
Grad 3	Starke kardiale Tracer-Anreicherung mit wenig oder keiner Knochenanreicherung

Tab. 6.4: Perugini-Score. Die Graduierung der myokardialen Tracer-Anreicherung in der Szintigrafie erfolgt mit Hilfe des Perugini-Scores unter Nutzung der Rippenknochen als Referenz [15].

Diagnosekriterien	Subtyp
Histologische Diagnose einer kardialen Amyloidose mittels Myokardbiopsie	
1. Myokardbiopsie mit positivem Amyloidnachweis in der Kongorotfärbung mit anomaler Polarisationsfarbe im polarisierten Licht; Subtypisierung mittels Immunhistochemie und/oder Massenspektroskopie in spezialisierten Zentren	AL, ATTR, andere Subtypen
Histologische Diagnose einer kardialen Amyloidose mittels extrakardialer Biopsie	
1. Die Diagnose einer kardialen ATTR-Amyloidose kann gestellt werden bei Erfüllung der folgenden Kriterien: **a.** ATTR-Amyloidnachweis in extrakardialer Biopsie **UND** **b.** Charakteristische Veränderungen in der kardialen Bildgebung	ATTR
2. Die Diagnose einer kardialen AL-Amyloidose kann gestellt werden bei Erfüllung der folgenden Kriterien: **a.** AL-Amyloidnachweis in extrakardialer Biopsie **UND** **b.** Charakteristische Veränderungen in der kardialen Bildgebung **ODER** **c.** Erhöhung der kardialen Biomarker bei Ausschluss aller anderen Gründe für diese Veränderungen: Abnorme altersadjustierte NT-proBNP- oder Troponin T/I/*high-sensitive* Troponin	AL
Klinische Diagnose einer kardialen ATTR-Amyloidose mittels ^{99m}Tc-PYP-, DPD-, HMDP- Szintigrafie	
1. Die Diagnose einer kardialen ATTR-Amyloidose kann gestellt werden bei Erfüllung der folgenden Kriterien: **a.** Kardiale Traceranreicherung Grad 2 oder 3 in der ^{99m}Tc-PYP, DPD, HMDP-Szintigrafie **UND** **b.** Kein Hinweis auf eine Plasmazellerkrankung mittels Bestimmung der freien Leichtketten im Serum sowie Serum- und Urin-Immunfixation **UND** **c.** Charakteristische Veränderungen in der kardialen Bildgebung	ATTR
Charakteristische Befunde in der kardialen Bildgebung	
Ein charakteristischer Echokardiografie-, MRT- oder PET-Befund erfordert den Nachweis **ALLER** genannter Kriterien bei Ausschluss alternativer Gründe inkl. Hypertension.	
1. Echokardiografie **a.** Linksventrikuläre Wanddicke >12 mm **b.** Relatives *Apical Sparing* der *Global Longitudinal Strain* (GLS) *ratio* (Durchschnitt *Apical Longitudinal Strain* / Durchschnitt kombiniert mittlerer und basaler *Longitudinal Strain* >1) **c.** Mindestens diastolische Dysfunktion Grad 2	ATTR/AL
2. KardialeMRT **a.** Linksventrikuläre Wanddicke oberhalb des geschlechtsspezifischen Normbereichs im kardialen *Steady State Free Precession*-MRT **b.** Globales extrazelluläres Volumen >0,40 **c.** Diffuses *Late Gadolinium Enhancement* (LGE) **d.** Amyloidose-typische abnormale Gadolinium-Kinetik, myokardiales Nulling vor Nulling des Blutpools	ATTR/AL
3. ^{18}F-Florbetapir oder ^{18}F-Florbetaben-PET-CT **a.** Target to background ratio (linksventrikuläresMyokardzuBlutpool) >1,5 **b.** Retention index >0.030/min	ATTR/AL

Tab. 6.5: Diagnosekriterien für eine kardiale Amyloidose entsprechend des Expertenkonsens der ASNC/AHA/ASE/EANM/HFSA/ISA/SCMR/SNMMI (modifiziert nach Dorbala et al. 2021 [5, 6]).

Echokardiografie	
Unerklärte linksventrikuläre Wanddicke ≥12 mm und die Kriterien entsprechend **1** oder **2**:	
1. Charakteristische echokardiografische Befunde (mind. 2 der Punkte müssen zutreffen)	
a. Diastolische Dysfunktion ≥Grad 2	
b. Reduzierte Geschwindigkeiten von s', e' und a' (<5 m/s)	
c. Reduzierter linksventrikulärer *Global Longitudinal Strain* (absoluter Wert <–15 %)	
2. Multiparametrischer Echokardiografie-Score ≥8 Punkte	Score
a. Relative linksventrikuläre Wanddicke (interventrikuläre Septumdicke + Dicke der Hinterwand ÷ linksventrikulärer enddiastolischer Durchmesser (LVEDD)) >0,6	3 Punkte
b. E/E' >11	1 Punkt
c. TAPSE ≤19mm	2 Punkte
d. Linksventrikulärer *Globaler Longitudinal Strain* (GLS) ≤–13%	1 Punkt
e. Systolische "*longitudinal strain apex to base ratio*" >2,9	3 Punkte
Kardiale MRT	
Charakteristische Befunde im MRT (**a** und **b** müssen erfüllt sein)	
a. Diffuses subendokardiales oder transmurales spätes Gadolinium-*Enhancement*	
b. Abnormale Gadolinium-Kinetik (Nulling des Myokards geht dem des Blutpools voraus oder ist gleichzeitig)	
c. Extrazelluläres Volumen ≥0,40 % (nicht zwingend erforderlich)	

Tab. 6.6: Kriterien der Echokardiografie und kardialen MRT für die Diagnose einer kardialen Beteiligung bei Amyloidose gemäß *ESC Working Group* (modifiziert nach Garcia-Pavia et al. 2021 [3]).

wie positiven Biomarkern in Abwesenheit alternativer Ursachen bestimmt.

In Bezug auf die kardiale Manifestation variieren die Kriterien für die Diagnose einer kardialen Manifestation bei extrakardialer Biopsie zwischen den verschiedenen Expertengruppen. Grundsätzlich sind sowohl Echokardiografie als auch die kardiale MRT geeignet [3-7]. Die seitens der Expertengruppe der ASNC/AHA/ASE/EANM/HFSA/ISA/SCMR/SNMMI und ESC Working Group für myokardiale und perikardiale Erkrankungen ausgearbeiteten Kriterien sind im Detail in Tab. 6.5 [5, 6] und 6.6 [3] dargestellt. Gemäß der ASNC/AHA/ASE/EANM/HFSA/ISA/SCMR/SNMMI sind auch die ^{18}F-Florbetaben- oder ^{18}F-Florbetapir-PET-CT-Befunde (*off-label*) diagnostisch verwertbar [5, 6].

Die Diagnose einer kardialen Manifestation der Leichtkettenamyloidose ist bei extrakardialem Nachweis von AL-Amyloid nach wie vor auch anhand einer Erhöhung der kardialen Biomarker möglich [9], sofern alternative Ursachen ausgeschlossen sind. Dies findet sich auch in den von Dorbala et al. publizierten aktuellen Konsensusempfehlungen wieder (☞ Tab. 6.5) [5, 6].

Ein Nachweis einer Plasmazelldyskrasie ohne histologischen Amyloidnachweis bei charakteristischem bildmorphologischem Befund ist für die Diagnose einer kardialen Amyloidose nicht ausreichend. So ist die Koinzidenz von monoklonaler Gammopathie und kardialer ATTR-Amyloidose hoch (ca. 20 % gemäß Gillmore et al. [14]).

Für die extrakardialen Organe sind die Kriterien weniger detailliert definiert (☞ Tab. 6.7).

Die kardiale Beteiligung und ihr Schweregrad sind ungeachtet des Subtyps von entscheidender prognostischer Bedeutung bei kardialer Amyloidose [17-27]. Es wurden daher für die AL- und ATTR-Amyloidose entsprechende Stadieneinteilungen entwickelt [17-27]. Bei der kardialen ATTR-Amyloidose stützen sich diese primär auf den Biomarker NT-proBNP in Kombination mit Troponin [18] bzw. die eGFR [17] und beziehen sich auf den natürlichen Erkrankungsverlauf. Für die Stratifizierung nach Gillmore konnte gezeigt werden, dass eine serielle Anwendbarkeit im natürlichen Verlauf möglich ist [28]. NYHA-Stadium und die tägliche diuretische Dosis haben einen inkrementellen Wert bei zusätzlicher Berücksichtigung [20]. Eine therapeutische Konsequenz lässt sich bei Ver-

Organsystem	Definition
Peripheres Nervensystem	1. Klinischer Nachweis einer symmetrischen, sensomotorischen, peripheren Neuropathie der unteren Extremitäten UND Nachweis von extraneuronalem Amyloid ODER 2. Direkter Nachweis mittels Biopsie eines betroffenen Nerven, typischerweise des N. suralis
Autonomes Nervensystem	Klinische Symptomatik z.B. Störung der Magenentleerung, Obstipation evtl. im Wechsel mit Diarrhoe, Blasenentleerungsstörung (nicht im Zusammenhang mit direkter Organinfiltration), orthostatische Hypotonie, pathologisch reduzierte Herzratenvariabilität UND Nachweis von extraneuronalem Amyloid
Niere	1. Direkter histologischer Nachweis von renalen Amyloidablagerungen in Kombination mit klinischem oder laborchemischem Nachweis einer renalen Funktionsstörung ODER 2. Proteinurie >0,5g/Tag im 24-Stunden-Sammelurin mit führender Albuminurie UND Nachweis extrarenalen Amyloids UND Ausschluss alternativer Ursachen der Proteinurie
Gastrointestinaltrakt	Direkter histologischer Amyloidnachweis (Biopsie) UND begleitende gastrointestinale Symptomatik
Leber (bei ATTR-Amyloidose praktisch nicht vorkommend)	1. Interstitielle Ablagerungen von Amyloid in der Leberbiopsie **UND** Nachweis einer Organfunktionsstörung ODER 2. Hepatomegalie von >15 cm (in Abwesenheit einer Herzinsuffizienz) in Radionuklid-Scan oder Computertomografie **UND** extrahepatischer histologischer Amyloidnachweis ODER 3. Erhöhte alkalische Phosphatase (>1,5-faches der oberen Normgrenze) in Kombination mit extrahepatischem, histologischem Amyloidnachweis
Lunge	1. Direkter histologischer Amyloidnachweis (z.B. transbronchiale Lungenbiopsie, videogestützte thorakoskopische Biopsie) UND begleitende Symptomatik ODER 2. Typische radiologische Veränderungen einer diffusen interstitiellen Lungenerkrankung UND extrapulmonaler Amyloidnachweis
Weichteile*	Direkter histologischer Amyloidnachweis UND charakteristischer klinischer Befund z.B. Makroglossie (mit submandibulärer Schwellung), rezidivierende periorbitale Purpura, Arthropathie, Schulterpolster-Zeichen, Claudicatio-artige Beschwerden, Myopathie in der Muskelbiopsie oder Pseudohypertrophie des Skelettmuskels, Lymphknotenschwellung

Tab. 6.7: Kriterien für die extrakardialen Organe (modifiziert nach Gertz et al. 2005 [9] und Gertz et al. 2010 [16]). *Weichgewebe ist definiert als Haut, Muskel und Temporalarterie (gemäß [9]).

wendung der kardialen Staging-Systeme jedoch derzeit nicht ableiten; zudem sind aktuell keine Staging-Systeme verfügbar, die in kausal behandelten Patientenkollektiven validiert wurden.

Die Graduierung der neurologischen Beteiligung bei ATTR-Amyloidose erfolgt klinisch nach den Coutinho-FAP-Stadien 1-3 [29] bzw. dem Yamamoto-PND-Staging System I-IV [30]. Anders als bei der kardialen Beteiligung ist die Zulassung der kausalen therapeutischen Optionen in neurologischer Indikation bei ATTRv-Amyloidose an das FAP-Stadium geknüpft.

Für die anderen Organmanifestationen wurden bislang keine Graduierungen etabliert.

Ist die Diagnose einer potenziell hereditären Amyloidoseform gesichert, sollte eine humangenetische Beratung und anschließende Diagnostik unter Berücksichtigung der gültigen gesetzlichen Vorgaben erfolgen. Nicht jede nachgewiesene genetische Alternation hat klinische Relevanz. Neben Polymorphismen und nicht-amyloidogenen Mutationen wie z.B. (p.Gly26Ser wurden auch TTR-stabilisierende Mutationen wie beispielsweise p.Thr139Met identifiziert [31]. Die Amyloidogenität ist bei Nachweis einer TTR-Mutation im Einzelfall zu prüfen. Hierzu können entsprechende Datenbanken (z.B. www.amyloidosismutations.com) herangezogen werden.

Sollte sich eine hereditäre Form in der Diagnostik ergeben, sollte möglicherweise ebenfalls betroffenen Angehörigen eine entsprechende Diagnostik hinsichtlich des Vorliegens einer Amyloidose sowie eine humangenetische Beratung und Diagnostik angeboten werden.

Literatur

1. Ihne S, Morbach C, Sommer C, Geier A, Knop S, Störk S. Amyloidosis—the diagnosis and treatment of an underdiagnosed disease. Dtsch Arztebl Int 2020;117: 159-66.

2. Ihne S, Morbach C, Obici L, Palladini G, Stork S. Amyloidosis in heart failure. Curr Heart Fail Rep 2019; 16(6):285-303.

3. Garcia-Pavia P, Rapezzi C, Adler Y, Arad M, Basso C, Brucato A, et al. Diagnosis and treatment of cardiac amyloidosis: a position statement of the ESC Working Group on Myocardial and Pericardial Diseases. Eur Heart J 2021;42(16):1554-68.

4. Brito D, Albrecht FC, de Arenaza DP, Bart N, Better N, Carvajal-Juarez I, et al. World Heart Federation consensus on transthyretin amyloidosis cardiomyopathy (ATTR-CM). Glob Heart 2023;18(1):59.

5. Dorbala S, Ando Y, Bokhari S, Dispenzieri A, Falk RH, Ferrari VA, et al. ASNC/AHA/ASE/EANM/HFSA/ISA/SCMR/SNMMI Expert consensus recommendations for multimodality imaging in cardiac amyloidosis: Part 2 of 2 - Diagnostic criteria and appropriate utilization. Circ Cardiovasc Imaging 2021;14(7):e000030.

6. Dorbala S, Ando Y, Bokhari S, Dispenzieri A, Falk RH, Ferrari VA, et al. Correction to: ASNC/AHA/ASE/EANM/HFSA/ISA/SCMR/SNMMI Expert consensus recommendations for multimodality imaging in cardiac amyloidosis: Part 2 of 2-Diagnostic criteria and appropriate utilization. J Nucl Cardiol 2021;28(4):1763-7.

7. Yilmaz A, Bauersachs J, Bengel F, Buchel R, Kindermann I, Klingel K, et al. Diagnosis and treatment of cardiac amyloidosis: position statement of the German Cardiac Society (DGK). Clin Res Cardiol 2021;110(4):479-506.

8. Hanselmann A, Berliner D, Bauersachs J, Bavendiek U. Cardiac amyloidosis-interdisciplinary approach to diagnosis and therapy. Herz 2022;47(4):324-31.

9. Gertz MA, Comenzo R, Falk RH, Fermand JP, Hazenberg BP, Hawkins PN, et al. Definition of organ involvement and treatment response in immunoglobulin light chain amyloidosis (AL): a consensus opinion from the 10th International Symposium on Amyloid and Amyloidosis, Tours, France, 18-22 April 2004. Am J Hematol 2005;79(4):319-28.

10. Palladini G, Merlini G. What is new in diagnosis and management of light chain amyloidosis? Blood 2016; 128(2):159-68.

11. Foli A, Palladini G, Caporali R, Verga L, Morbini P, Obici L, et al. The role of minor salivary gland biopsy in the diagnosis of systemic amyloidosis: results of a prospective study in 62 patients. Amyloid 2011;18 Suppl 1:80-2.

12. Quarta CC, Gonzalez-Lopez E, Gilbertson JA, Botcher N, Rowczenio D, Petrie A, et al. Diagnostic sensitivity of abdominal fat aspiration in cardiac amyloidosis. Eur Heart J 2017;38(24):1905-8.

13. Muchtar E, Dispenzieri A, Lacy MQ, Buadi FK, Kapoor P, Hayman SR, et al. Overuse of organ biopsies in immunoglobulin light chain amyloidosis (AL): the consequence of failure of early recognition. Ann Med 2017; 49(7):545-51.

14. Gillmore JD, Maurer MS, Falk RH, Merlini G, Damy T, Dispenzieri A, et al. Nonbiopsy diagnosis of cardiac transthyretin amyloidosis. Circulation 2016;133(24): 2404-12.

15. Perugini E, Guidalotti PL, Salvi F, Cooke RM, Pettinato C, Riva L, et al. Noninvasive etiologic diagnosis of

cardiac amyloidosis using 99mTc-3,3-diphosphono-1,2-propanodicarboxylic acid scintigraphy. J Am Coll Cardiol 2005;46(6):1076-84.

16. Gertz MA, Merlini G. Definition of organ involvement and response to treatment in AL amyloidosis: An updated consensus opinion. Amyloid 2010;17:1.

17. Gillmore JD, Damy T, Fontana M, Hutchinson M, Lachmann HJ, Martinez-Naharro A, et al. A new staging system for cardiac transthyretin amyloidosis. Eur Heart J 2018;39(30):2799-806.

18. Grogan M, Scott CG, Kyle RA, Zeldenrust SR, Gertz MA, Lin G, et al. Natural history of wild-type transthyretin cardiac amyloidosis and risk stratification using a novel staging system. J Am Coll Cardiol 2016;68(10):1014-20.

19. Cappelli F, Martone R, Gabriele M, Taborchi G, Morini S, Vignini E, et al. Biomarkers and prediction of prognosis in transthyretin-related cardiac amyloidosis: direct comparison of two staging systems. Can J Cardiol 2020;36(3):424-31.

20. Cheng RK, Levy WC, Vasbinder A, Teruya S, De Los Santos J, Leedy D, Maurer MS. Diuretic dose and NYHA functional class are independent predictors of mortality in patients with transthyretin cardiac amyloidosis. JACC Cardio Oncol 2020;2(3):414-24.

21. Dispenzieri A, Gertz MA, Kyle RA, Lacy MQ, Burritt MF, Therneau TM, et al. Serum cardiac troponins and N-terminal pro-brain natriuretic peptide: a staging system for primary systemic amyloidosis. J Clin Oncol 2004; 22(18):3751-7.

22. Wechalekar AD, Schonland SO, Kastritis E, Gillmore JD, Dimopoulos MA, Lane T, et al. A European collaborative study of treatment outcomes in 346 patients with cardiac stage III AL amyloidosis. Blood 2013;121(17): 3420-7.

23. Dispenzieri A, Gertz MA, Kumar SK, Lacy MQ, Kyle RA, Saenger AK, et al. High sensitivity cardiac troponin T in patients with immunoglobulin light chain amyloidosis. Heart 2014;100(5):383-8.

24. Lilleness B, Ruberg FL, Mussinelli R, Doros G, Sanchorawala V. Development and validation of a survival staging system incorporating BNP in patients with light chain amyloidosis. Blood 2019;133(3):215-23.

25. Tomlinson R, Matigian N, Mollee P. Validation of the Boston University staging system in AL amyloidosis. Amyloid 2019;26(3):125-7.

26. Kumar S, Dispenzieri A, Lacy MQ, Hayman SR, Buadi FK, Colby C, et al. Revised prognostic staging system for light chain amyloidosis incorporating cardiac biomarkers and serum free light chain measurements. J Clin Oncol 2012;30(9):989-95.

27. Kumar SK, Gertz MA, Dispenzieri A. Validation of Mayo Clinic staging system for light chain amyloidosis with high-sensitivity troponin. J Clin Oncol 2019;37(2): 171-3.

28. Law S, Petrie A, Chacko L, Cohen OC, Ravichandran S, Gilbertson JA, et al. Disease progression in cardiac transthyretin amyloidosis is indicated by serial calculation of National Amyloidosis Centre transthyretin amyloidosis stage. ESC Heart Fail 2020;7(6):3942-9.

29. Coutinho P. In: Glenner GG, Costa PP, Freitas AF, editors. Amyloid and amyloidosis. Amsterdam: Excerpta Medica; 1980.

30. Yamamoto S, Wilczek HE, Nowak G, Larsson M, Oksanen A, Iwata T, et al. Liver transplantation for familial amyloidotic polyneuropathy (FAP): a single-center experience over 16 years. Am J Transplant 2007;7(11): 2597-604.

31.Almeida M, Alves I, Terazaki H, Ando Y, Saraiva M (2000) Comparative studies of two transthyretin variants with protective effects on familial amyloidotic polyneuropathy: TTR R104H and TTR T119M. Biochem Biophys Res Commun 270(3):1024-1028.

7. Differenzialdiagnosen

Abkürzungen ☞ auch Tab. 9.1

Die Symptomatik bei ATTR-Amyloidose wird primär determiniert durch das Muster und den Schweregrad des jeweiligen Organbefalls. Bezogen auf das jeweils betroffene Organ sind die Symptome jedoch unspezifisch, d.h. Patienten mit kardialem Befall zeigen typischerweise Symptome der Herzinsuffizienz und sind anhand klinischer Befunde nur schwer von Patienten mit Herzinsuffizienz anderer, in der Regel wesentlich häufigerer Genese abzugrenzen (☞ Kap. 6.5.). Entsprechend beträgt die mediane Zeit bis Diagnosestellung bei kardialer ATTRwt-Amyloidose 3,4 Jahre und bei ATTRv-Amyloidose 2,6 Jahre [1]. Analog dazu ist auch die neurologische Manifestationsform klinisch nur schwer von anderen Polyneuropathien abzugrenzen, sodass die Amyloidose anhand des klinischen Bilds bei in nicht-endemischen Gegenden häufig negativer Familienanamnese oft erst spät als Differenzialdiagnose Berücksichtigung findet. In einer Studie mit 90 Patienten mit ATTR-FAP und negativer Familienanamnese konnte eine durchschnittliche Zeitdauer von vier Jahren zwischen Symptombeginn und Diagnosestellung ermittelt werden. Bei 18 Patienten wurde initial die Fehldiagnose einer chronisch-inflammatorischen demyelinisierenden Polyneuropathie (CIDP) gestellt [2]. In einer anderen Studie mit 17 Patienten lag die mittlere Zeitdauer bis zur Diagnosestellung bei 3,3 Jahren, und bei nur vier Patienten wurde direkt die korrekte Diagnose vermutet, die restlichen Patienten wurden zunächst unter anderem als CIDP, AL-Neuropathie, Charcot-Marie-Tooth-Krankheit Typ 2 (CMT2), vaskulitische Neuropathie oder Polyneuropathie mit unklarer Ätiologie eingeordnet [3].

Gleichzeitig sind die verschiedenen Amyloidoseformen klinisch nicht mit Sicherheit zu differenzieren, sodass eine Histologie und ggf. ergänzende Molekulargenetik mit Ausnahme bei den szintigrafisch diagnostizierbaren Patienten mit kardialer ATTR-Amyloidose und Ausschluss einer Plasmazelldyskrasie zwingend erforderlich sind. Insbesondere die Berücksichtigung der Differenzialdiagnose einer AL-Amyloidose ist essenziell, da sie in der Regel unbehandelt einen rasch progredienten Verlauf und insbes. bei kardialer Beteiligung eine hohe Gesamt- und ausgeprägte Frühmortalität zeigt [4]. Gleichzeitig handelt es sich bei einer monoklonalen Gammopathie unklarer Signifikanz sowie der ATTRwt-Amyloidose um Erkrankungen des höheren Alters, die auch gemeinsam auftreten können, sodass mit Nachweis einer Plasmazelldyskrasie zwingend eine histologische Sicherung der Amyloidose notwendig ist.

Ursächlich für eine verspätete Diagnose kann auch der fehlende Nachweis von Amyloid in den entsprechenden Biopsien sein sowie die Kombination mit untypischen, irreführenden weiteren klinischen Befunden z.B. ein erhöhtes Liquoreiweiß und untypische elektrophysiologische Befunde (z.B. erniedrigte Nervenleitgeschwindigkeit als Zeichen der Demyelinisierung) [3, 5]. Die Sensitivität und Spezifität für den Amyloidnachweis variiert in Abhängigkeit von Biopsielokalisation und Subtyp (☞ Diagnostischer Algorithmus, Kap. 6.5). Ein negativer Biopsiebefund schließt somit die Erkrankung nicht zwingend aus – bei hochgradigem klinischen Verdacht sollten daher weitere histologische Untersuchungen aus direkten Organbiopsien klinisch betroffener Organe sowie eine genetische Untersuchung angestrebt werden.

7.1. Leichtketten-Amyloidose (AL-Amyloidose)

Die AL-Amyloidose entsteht durch die Ablagerung von monoklonalen freien Leichtketten. In den meisten Fällen liegt der AL-Amyloidose eine Plasmazelldyskrasie im Sinne einer monoklonalen Gammopathie oder eines Multiplen Myeloms als Produzent der freien Leichtketten zu Grunde, seltener findet sich ein Erkrankungs-ursächliches B-Zell-Lymphom [6]. Die zirkulierenden freien Leichtketten zeigen eine für diesen Amyloidosesubtyp charakteristische direkte Kardiotoxizität sowie mechanische, zytotoxische und proapoptotische Effekte bei Ablagerung als Amyloid [6]. Derzeit gilt die AL-Amyloidose als häufigste Amyloidoseform (☞ Epidemiologie, Kap. 4.) mit einer Prävalenz von 40-58/Mio. Personenjahre bzw. einer Inzidenz von 9-13/Mio. Personenjahre [7], die jedoch aktuell zunehmend häufiger diagnostiziert wird [8]. Neben der ATTR-Amyloidose stellt sie die häufigste Ursache einer kardialen Amyloidosemanifestation dar. Grundsätzlich kann jedes Organ mit Ausnahme des zentralen Nervensystems befallen sein [9] – eine kardiale Beteiligung findet sich in 75-80 %, gefolgt von einer renalen Beteiligung in 65 % sowie seltener einer hepatischen (15 %), einer Weichteil- (15 %), einer neurologischen (10 %) und einer gastrointestinalen Manifestation (5 %) [10]. In der klinischen Präsentation wirken Patienten dieses Subtyps oft deutlich "kränker" als Patienten mit ATTR-Amyloidose. Bei bekannter Plasmazelldyskrasie kann das Auftreten rasch progredienter Organfunktionsstörungen mit entsprechender Symptomatik z.B. Herzinsuffizienz, gastrointestinale Symptome oder Proteinurie wegweisend sein [11]. Makroglossie und periorbitale Purpura sind pathognomisch, aber selten zu finden. Die kardiale Beteiligung ist prognostisch entscheidend, insbes. lässt sich eine hohe Frühmortalität bei fortgeschrittener kardialer Amyloidose beobachten [10]. Die kausale Therapie besteht in der umgehenden Einleitung einer Plasmazell-depletierenden Therapie mit dem Ziel der raschen Reduktion der amyloidogenen Leichtketten und somit der direkten Kardiotoxizität und Frühmortalität sowie einer Vermeidung einer weiteren Verschlechterung der Organfunktion [6, 9]. Neue therapeutische Ansätze intendieren eine Hemmung der Amyloidbildung sowie den Abbau von bereits abgelagertem Amyloid [9].

Die definitive Diagnose einer AL-Amyloidose erfordert stets einen bioptischen Nachweis mit Bestätigung von AL-Amyloid in der Subtypisierung. Insbesondere bei älteren Patienten, bei denen eine monoklonale Gammopathie häufig ist, kann es jedoch vorkommen, dass fälschlicherweise von einer AL-Amyloidose ausgegangen und auf eine Biopsie und molekulargenetische Diagnostik verzichtet wird. Die immunhistochemische Differenzierung zwischen ATTR- und AL-Amyloidose ist nicht immer eindeutig [12] und Immunelektronenmikroskopie und Massenspektrometrie, welche eine bessere Charakterisierung der Amyloidablagerungen erlauben, stehen nicht überall zur Verfügung [13]. Eine Studie an 350 Patienten mit der Diagnose einer AL-Amyloidose konnte in 9,7 % der Fälle Mutationen als Ursache einer hereditären Amyloidose sichern (überwiegend im Fibrinogen-A-Alpha-Kette- und Transthyretin-Gen) [14]. Im Zweifel, insbes. bei diskrepanter Klinik, sollte daher zur Vermeidung einer Fehlbehandlung eine Referenzpathologie sowie ggf. eine molekulargenetische Diagnostik angestrebt werden.

7.2. Polyneuropathien

Im Gegensatz zur ATTRv-Amyloidose handelt es sich bei der CIDP um eine primär demyelinisierende Polyneuropathie mit oft erhöhtem Liquoreiweiß bei normaler bis gering erhöhter Zellzahl, die v.a. die großen Nervenfasern betrifft und bei der autonome Symptome in der Regel nicht im Vordergrund stehen. Die CIDP spricht auf Therapie mit Immunglobulinen, Glukokortikosteroiden oder Plasmapherese an. Dennoch stellt die CIDP eine häufige Fehldiagnose bei der ATTRv-Amyloidose dar [2, 3]. Dies mag daran liegen, dass beide Polyneuropathieformen oft eine rasche Progredienz mit Verlust der Gehfähigkeit und deutlichen Einschränkungen im Alltag zeigen und dass den autonomen Symptomen zu wenig Beachtung geschenkt wird oder die Patienten diese nicht von sich aus berichten. Eine reduzierte Nervenleitgeschwindigkeit, Zeichen der Demyelinisierung in Nervenbiopsien (v.a. segmentale Demyelinisierung in Zupfpräparaten, aber auch nackte Fasern in Nervenquerschnitten) und ein erhöhtes Liquoreiweiß sind auch bei ATTRv-Amyloidose beschrieben und können die Verdachtsdiagnose fälschlicherweise in Richtung einer CIDP lenken [2, 15]. Daher sollte bei Patienten mit der Verdachtsdiagnose CIDP, die nicht auf Therapien ansprechen, auch an eine ATTRv-Amyloidose gedacht werden [16].

Vor allem bei Patienten mit positiver Familienanamnese fällt die Abgrenzung zu anderen hereditären Polyneuropathien manchmal schwer, wenn der Verlauf nicht beachtet wird. Differenzialdiagnostisch abgegrenzt werden muss die Charcot-Marie-Tooth-Erkrankung Typ 2 (CMT2). Gemeinsamkeiten mit der ATTRv-Amyloidose sind der meist autosomal-dominante Erbgang, eine axonale Schädigung und die Möglichkeit der Manifestation im Erwachsenenalter [17]. Gegen eine CMT2 und für eine ATTRv-Amyloidose spricht eine über trophische Störungen hinausgehende autonome Beteiligung. Bei Patienten mit im Vordergrund stehender autonomer Symptomatik kann die Abgrenzung gegenüber hereditären sensibel-autonomen Neuropathien (HSAN) schwerfallen, von denen es autosomal-dominant und -rezessiv vererbte Formen gibt. Hier bringt jedoch

Differenzialdiagnose		Charakteristika zur Abgrenzung gegenüber einer ATTR-Amyloidose
CIDP		• Primär demyelinisierend (Elektrophysiologie und Histologie) • Erhöhtes Liquoreiweiß (*Cave*: nicht immer, teilweise auch bei ATTR-Amyloidose) • Autonome Symptome nicht im Vordergrund • Ansprechen auf Immunglobuline und/oder Immunsuppressiva
AL-Amyloidose		• AL-Leichtketten
Andere hereditäre Neuropathien	CMT2	• Viel langsamer progredient, wenig autonome Symptome
	HSAN	• Viel langsamer progredient, kaum motorische Symptome
	HNPP	• Wiederholte Druckparesen im Vordergrund, PNP meist milde und langsam progredient, demyelinisierend
	M. Fabry	• Meist auf A-delta- und C-Fasern beschränkt, keine Paresen, weitere Befunde
Diabetische PNP		• Langsam progredient, selten relevante Paresen • Nephropathie und Retinopathie

Tab. 7.1: Wichtige Differenzialdiagnosen der ATTR-Amyloidose. **CMT2**: Charcot-Marie-Tooth-Erkrankung Typ 2; **HSAN**: hereditäre sensibel-autonome Neuropathien; **HNPP**: hereditäre Polyneuropathie mit Neigung zu Druckparesen.

meist der Krankheitsverlauf Klarheit: Bei der ATTRv-Amyloidose kommt es im Gegensatz zur HSAN früh zur Schädigung der motorischen Nerven [18]. Bei dominanter Beteiligung der kleinen Nervenfasern kann auch an einen Morbus Fabry gedacht werden [5]. Dieser wird X-chromosomal vererbt und weist ebenfalls eine systemische Beteiligung mit Herz- und Niereninsuffizienz auf. Auch hier spricht das Auftreten von Paresen und Symptomen einer Beteiligung der dickbemarkten Nervenfasern gegen einen M. Fabry und für eine ATTRv-Amyloidose. Bei Engpasssyndromen als initiales Symptom kann an eine hereditäre Polyneuropathie mit Neigung zu Druckparesen (HNPP) gedacht werden [3]. Diese zeichnet sich im Verlauf durch rezidivierende Druckparesen und eine im Gegensatz zur ATTRv-Amyloidose mildere Polyneuropathie mit meist verminderter Nervenleitgeschwindigkeit und ohne relevante autonome Beteiligung aus.

Beim initialen klinischen Bild einer überwiegend sensibel-autonomen Neuropathie kommen verschiedene Differenzialdiagnosen in Betracht wie die diabetische Polyneuropathie, eine äthyl- oder medikamentös-toxische Genese, paraneoplastische Formen, Polyneuropathien bei Kollagenosen (systemischer Lupus erythematodes, Sklerodermie, Sjögren-Syndrom), Polyneuropathien bei HIV oder Lepra [19]. Vor allem beim zusätzlichen Vorliegen eines Diabetes mellitus, der Einnahme potenziell toxischer Substanzen oder sonstigen Erkrankungen, die ebenfalls Neuropathien verursachen, wird bei negativer Familienanamnese in der Regel nicht an eine ATTRv-Amyloidose gedacht [5]. Wenn es bei solchen Patienten im Verlauf trotz Behandlung der Grunderkrankung bzw. Beendigung der Zufuhr der Noxe zu einem kontinuierlichen Fortschreiten der PNP-Beschwerden, einer Ausdehnung der Symptome und einer signifikanten motorischen Beteiligung kommt, sollten rechtzeitig erneute differenzialdiagnostische Überlegungen angestellt und auch an eine ATTRv-Amyloidose gedacht werden. Auch bei initial als idiopathisch oder unklar eingestuften progredienten Polyneuropathien kann eine ATTRv-Amyloidose zugrunde liegen. Als *Red Flags* für eine ATTRv-Amyloidose konnten in einem Vergleich mit idiopathischen Polyneuropathien rasches Fortschreiten und Übergreifen auf die obere Extremität, früher Verlust der Gehfähigkeit und autonome Symptome identifiziert werden [5]. Rascher Progress und früher Verlust der Gehfähigkeit kann jedoch wiederum zur Fehldiagnose vor allem einer CIDP führen. Im Zweifelsfall sollte daher stets die ATTRv-Amyloidose in die differenzialdiagnostischen Überlegungen mit einbezogen werden.

Literatur

1. Rozenbaum MH, Large S, Bhambri R, Stewart M, Whelan J, van Doornewaard A, Dasgupta N, Masri A, Nativi-Nicolau J. Impact of delayed diagnosis and misdiagnosis for patients with transthyretin amyloid cardiomyopathy (ATTR-CM): A targeted literature review. Cardiol Ther 2021;10:141-159.

2. Plante-Bordeneuve V, Ferreira A, Lalu T, Zaros C, Lacroix C, Adams D, Said G. Diagnostic pitfalls in sporadic transthyretin familial amyloid polyneuropathy (TTR-FAP). Neurol 2007;69:693-8.

3. Cappellari M, Cavallaro T, Ferrarini M, Cabrini I, Taioli F, Ferrari S, Merlini G, Obici L, Briani C, Fabrizi GM. Variable presentations of TTR-related familial amyloid polyneuropathy in seventeen patients. J Peripher Nerv Syst 2011;16:119-29.

4. Gertz MA. Immunoglobulin light chain amyloidosis: 2024 update on diagnosis, prognosis, and treatment. Am J Hematol 2024;99:309-324.

5. Dohrn MF, Rocken C, De Bleecker JL, Martin JJ, Vorgerd M, Van den Bergh PY, Ferbert A, Hinderhofer K, Schröder JM, Weis J, Schulz JB, Claeys KG. Diagnostic hallmarks and pitfalls in late-onset progressive transthyretin-related amyloid-neuropathy. J Neurol 2013;260: 3093-108.

6. Ihne S, Morbach C, Sommer C, Geier A, Knop S, Störk S. Amyloidosis - the diagnosis and treatment of an underdiagnosed disease. Dtsch Arztebl Int 2020;117:159-166.

7. Merlini G, Dispenzieri A, Sanchorawala V, Schönland SO, Palladini G, Hawkins PN, Gertz MA. Systemic immunoglobulin light chain amyloidosis. Nat Rev Dis Primers 2018;4:38.

8. Hittinger L, Molinier-Frenkel V, David JP, Broussier A, Oghina S, Teiger E. Changes in amyloidosis phenotype over 11 years in a cardiac amyloidosis referral centre cohort in France. Arch Cardiovasc Dis 2023;116:433-446.

9. Hegenbart U, Aus dem Siepen F, Schönland S. Leichtkettenamyloidose [Light chain amyloidosis]. Inn Med 2023;64(9):842-847.

10. Palladini G, Merlini G. What is new in diagnosis and management of light chain amyloidosis? Blood 2016;128(2):159-68..

11. Ihne SM, Palladini G, Obici L. Amyloidose - Ein kurzer Leitfaden für die tägliche Praxis. Lehre & Praxis, Deutsches Ärzteblatt 11/2021.

12. Hasib Sidiqi M, Gertz MA. Immunoglobulin light chain amyloidosis diagnosis and treatment algorithm 2021. Blood Cancer J 2021;11(5):90.

13. Ando Y, Coelho T, Berk JL, Cruz MW, Ericzon BG, Ikeda S, Lewis WD, Obici L, Planté-Bordeneuve V, Rapezzi C, Said G, Salvi F. Guideline of transthyretin-related hereditary amyloidosis for clinicians. Orphanet J Rare Dis 2013;8:31.

14. Lachmann HJ, Booth DR, Booth SE, Bybee A, Gilbertson JA, Gillmore JD, Pepys MB, Hawkins PN. Misdiagnosis of hereditary amyloidosis as AL (primary) amyloidosis. N Engl J Med 2002;346:1786-91.

15. Vital C, Vital A, Bouillot-Eimer S, Brechenmacher C, Ferrer X, Lagueny A. Amyloid neuropathy: a retrospective study of 35 peripheral nerve biopsies. J Peripher Nerv Syst 2004;9:232-41.

16. Mathis S, Magy L, Diallo L, Boukhris S, Vallat JM. Amyloid neuropathy mimicking chronic inflammatory demyelinating polyneuropathy. Muscle Nerve 2012;45: 26-31.

17. Pareyson D, Scaioli V, Laura M. Clinical and electrophysiological aspects of Charcot-Marie-Tooth disease. Neuromolecular Med 2006;8:3-22.

18. Rotthier A, Baets J, Timmerman V, Janssens K. Mechanisms of disease in hereditary sensory and autonomic neuropathies. Nat Rev Neurol 2012;8:73-85.

19. Freeman R. Autonomic peripheral neuropathy. Lancet 2005;365:1259-70.

7.3. Kardiologische Differenzialdiagnosen

Bei der kardialen Amyloidose kommt es durch Ablagerung von Amyloid im Myokard zu einer Verdickung und Versteifung der Herzwände. Diffenzialdiagnostisch bewegen wir uns daher im Feld der linksventrikulären oder biventrikulären Wandverdickung und der Herzinsuffizienz mit erhaltener Pumpfunktion (HFpEF) [1]. Die häufigsten Differenzialdiagnosen, insbesondere bei der frühen Manifestation mit beginnender, prädominant linksventrikulärer Wandverdickung, sind die hypertensive Herzerkrankung [2] und das Sportlerherz [3]. Hier ist eine sorgfältige Anamnese und Sichtung historischer Befunde hilfreich. Wandstärken >12 mm treten in der Regel nur bei Patienten mit langjähriger schwerer Hypertonie oder beim Leistungssportler auf. Auch sollte die Vermehrung aktiven Myokards konsistent auch zu einer Zunahme der elektrischen Aktivität im EKG führen (z.B. positiver Sokolow-Index). Bei der kardialen Amyloidose hingegen findet man im EKG oft eine zur verstärkten Wanddicke inkongruent niedrige Voltage (periphere Niedervoltage) [1].

Untersuchungen der letzten Jahre zeigen zudem eine hohe Koinzidenz einer kardialen ATTR-Amyloidose mit einer Aortenklappenstenose [4]. Die dabei durch die chronische Druckbelastung erwartete linksventrikuläre Hypertrophie kann in dieser Konstellation das Vorliegen einer kardialen Amyloidose verschleiern. Insbesondere bei der *low-gradient* Aortenklappenstenose sollte man an eine ATTR-Kardiomyopathie denken. Therapeutisch scheinen die Patienten unabhängig vom Vorliegen einer Amyloidose von einem Klappenersatz zu profitieren [4].

Eine weitere Differenzialdiagnose, vor allem bei Nachweis einer biventrikulären Wandverdickung, ist die hypertrophe Kardiomyopathie [5]. Insbesondere die restriktiv verlaufende Form dieser Herzerkrankung ist von der kardialen Amyloidose nicht immer leicht zu unterscheiden. Die diagnostische Aufarbeitung mittels Kardio-MRT und Genetik kann hier weiterhelfen.

Differenzialdiagnostisch kommen weitere, allerdings seltene Ablagerungs- oder Speicherkrankheiten in Frage,wie die Hämochromatose oder der M. Fabry, eine Sphingolipidose [6]. Bei diesen Erkrankungen handelt es sich um Systemerkrankungen, die in der Regel mit Symptomen anderer Organsysteme vergesellschaftet sind.

Literatur

1. Yilmaz A, Bauersachs J, Bengel F, et al. Diagnosis and treatment of cardiac amyloidosis: position statement of the German Cardiac Society (DGK). Clin Res Cardiol 2021;110(4):479-506.

2. Tadic M, Cuspidi C, Marwick TH. Phenotyping the hypertensive heart. Eur Heart J 2022;43(38):3794-3810.

3. Brosnan MJ, Rakhit D. Differentiating athlete's heart from cardiomyopathies - The left side. Heart Lung Circ 2018;27(9):1052-1062.

4. Ternacle J, Krapf L, Mohty D, et al. Aortic stenosis and cardiac amyloidosis: JACC review topic of the week. J Am Coll Cardiol 2019;74(21):2638-2651.

5. Geske JB, Ommen SR, Gersh BJ. Hypertrophic cardiomyopathy: Clinical update. JACC Heart Fail 2018;6(5): 364-375

6. Pieroni M, Moon JC, Arbustini E et al. Cardiac involvement in Fabry disease: JACC review topic of the week. J Am Coll Cardiol 2021;77:922-936.

8. Therapie der ATTR-Amyloidose

Abkürzungen ☞ auch Tab. 9.1

Die therapeutischen Optionen für die hereditäre und Wildtyp-ATTR-Amyloidose beschränkten sich bis vor wenigen Jahren auf die Symptomkontrolle mittels entsprechender Schmerzmedikation für neuropathische Schmerzen, stuhlregulierende Maßnahmen sowie die Verbesserung einer potenziellen Orthostase z.B. durch Stützstrümpfe. Auch die Kontrolle einer Herzinsuffizienzsymptomatik und die Therapie möglicher Herzrhythmusstörungen sowie der im fortgeschrittenen Stadien sich entwickelnden Malnutrition gehören zu den flankierenden therapeutischen Maßnahmen. Die erste Lebertransplantation im Sinne einer "praktizierten Gentherapie" bei hereditärer ATTR-Amyloidose wurde 1990 durchgeführt, um die Produktion des mutierten Transthyretin zu stoppen. Heutzutage hat die Lebertransplantation bei der ATTR-Amyloidose vor dem Hintergrund der kausalen Therapien ihren Stellenwert verloren und ist nicht mehr indiziert: Transthyretin (TTR) ist im Serum als Tetramer physiologisch aktiv; die Stabilität des Tetramers ist kritisch für den Prozess der Amyloid-Entstehung. Genetische Varianten des TTR führen zu einer Instabilität des Tetramers, so dass dieser dissoziiert und die Mono- und Dimere sich als unlösliche Fibrillen, dem sog. Amyloid, in unterschiedlichen Organen und Geweben des Körpers ablagert. Das Verständnis dieses Prozesses der Amyloidogenese machte man sich in der Entwicklung der ersten kausal orientierten medikamentösen Therapie der ATTR-Amyloidose zunutze. Das erste zugelassene kausale Medikament für die ATTRv-Amyloidose stellte der TTR-Stabilisator Tafamidis dar, der 2011 für die Behandlung der ATTRv-Amyloidose bei erwachsenen Patienten mit symptomatischer Polyneuropathie im Stadium 1 zugelassen wurde und seit 2020 in Deutschland für die Therapie der kardialen ATTR-Amyloidose als *in-label use* in höherer Dosierung zur Verfügung steht. Die Wirksamkeit von Acoramidis, einem weiteren TTR-Stabilisator konnte durch die Phase-III-Studie ATTRibute-CM belegt werden (Zulassung ausstehend). Innovative alternative Therapieansätze, sog. "*Gene Silencer*" inhibieren die Produktion des TTR in der Leberzelle. Das Medikament Patisiran wirkt über RNA-Interferenz (RNAi), während Inotersen, ein *Antisense*-Oligonukleotid, die Translation der TTR-mRNA blockiert. Beide Medikamente sind für die Behandlung der hereditären ATTR-Amyloidose bei erwachsenen Patienten mit Polyneuropathie der Stadien 1 oder 2 zugelassen (☞ Details unten); die Wirkung bei kardialer ATTR-Amyloidose wurde in großen Phase-III-Studien evaluiert. Neuere Substanzen aus dieser Wirkstoffklasse sind Vutrisiran sowie Eplontersen. Ein neuer vielversprechender Ansatz ist das *CRISPR-Cas9 In Vivo Gene-Editing* wodurch die TTR-Konzentration im Serum vermindert wird. Weitere Therapieansätze verfolgen die Möglichkeit der proteolytischen Spaltung von Amyloidfibrillen im Gewebe bzw. Hemmung der Oligomeraggregation. Der Stellenwert der einzelnen therapeutischen Ansätze und Medikamente im Hinblick auf die unterschiedlichen Manifestationen ist derzeit noch Gegenstand laufender Forschung.

8.1. Transplantation

Lebertransplantation (LT)

In Anbetracht der heute verfügbaren medikamentösen Therapien hat die Lebertransplantation bei der ATTRv-Amyloides nur noch einen sehr geringen Stellenwert. Bereits im Jahr 1990 wurde in Schweden die erste Lebertransplantation (LT) bei einem ATTR-Patienten durchgeführt [1]. Die Grundlage für diese Therapieform bei hereditärer ATTR-Amyloidose ist, dass über 90 % des im Blut zirkulierenden pathologischen TTR in der Leber synthetisiert wird. Durch die Übertragung einer gesunden Leber wird weniger mutiertes TTR gebildet. Seit der ersten LT wurden weltweit in 19 Ländern bisher knapp 2.000 Lebertransplantationen durchgeführt (www.fapwtr.org). Nach dem weltweiten Register lebertransplantierter ATTR-Patienten liegt die 5-Jahres-Überlebensrate bei 85 % und ist durchaus mit anderen Lebererkrankungen nach LT vergleichbar. Die publizierten Daten des FAPWTR bestätigen dies, indem ein 20-Jahres-Überleben bei diesen Patienten von 55,3 % beschrieben wird [2]. Es profitierten besonders Patienten mit höherem BMI, jüngerem Alter (<50 Jahre), kurzem Krankheitsverlauf und Nachweis einer p.Val50Met-Mutation [2]. Die häufigsten Todesursachen postoperativ sind kardial, gefolgt von Sepsis (www.fapwtr.org). Im Vergleich mit dem natürlichen Verlauf der Erkrankung verbesserte die LT die Prognose deutlich.

Allerdings kam es nach LT zu einem Progress der Amyloidose-bedingten Polyneuropathie und/oder Kardiomyopathie. Dies tritt je nach Literaturquelle in ca. 10-30 % der lebertransplantierten ATTR-Patienten auf [3-4]. Eine mögliche Erklärung dafür ist, dass durch die LT die hepatische Produktion von mutiertem Transthyretin unterbunden wird, aber das "normale" Transthyretin sich an das bereits bestehende Amyloid anlagert und somit zu einem Progress führt [5]. Gestützt wird diese These davon, dass im Rahmen einer Autopsiestudie in Amyloidablagerungen von Patienten nach LT relativ mehr natürliches Transthyretin gefunden wurde als in Patienten ohne LT [6].

Domino-Lebertransplantation (DLT)

Die Organe von Patienten mit ATTR-Amyloidose wurden im Rahmen von Domino-Lebertransplantationen (DLT) als Spenderorgane eingesetzt. Indikationen für DLT waren beispielsweise primär hepatische Malignome, Leberzirrhose infolge von Alkoholabusus oder chronischen Hepatitiden (http://www.fapwtr.org). Hierbei war es obligat, dass sowohl der Spender der Spende seiner Leber zusgestimmt hatte, aber auch der Empfänger über den Erhalt des Organs eines ATTR-Amyloidose-Patienten (des Domino-Organs) aufgeklärt war und zugestimmt hatte. Aufgrund der Variabilität der Genotypen als auch der Variabilität der Phänotypen war diese Besonderheiten dem DLT-Empfänger in der Aufklärung detailliert zu erklären. Das Konzept der DLT wird in Abb. 8.1 dargestellt. Die erste DLT fand 1995 in Portugal statt [7], und bis Dezember 2017 wurden dem weltweiten Register 1254 DLT berichtet (www. fapwtr.org). Man ging davon aus, dass es bis zur Entwicklung der ersten Amyloidose-bedingten Symptome bei den Domino-Empfängern 20-30 Jahre dauern würde wie bei den Patienten mit familiärer ATTR-Amyloidose mit Polyneuropathie. In Zeiten der Organknappheit stellte dieses Verfahren eine anerkannte Alternative zur Organspende dar, insbesondere bei Patienten, die über 60 Jahre alt sind. Leider wurden einige Fälle beobachtet, die eine *De-novo*-Amyloidose beim Domino-Empfänger schon nach 8-10 Jahren nach DLT zeigen [8]. Vermutlich spielen hier auch weitere Faktoren wie eine diabetische Stoffwechsellage und chronische Entzündungen (Virushepatitis) als auch die verwendeten Immunsuppressiva eine Rolle.

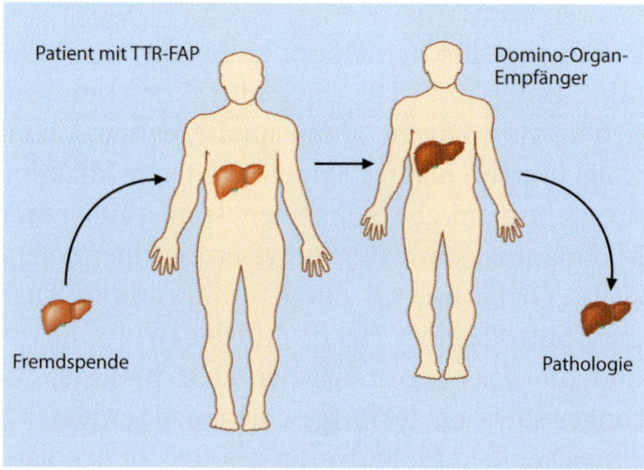

Abb. 8.1: Konzept der Domino-Lebertransplantation (DLT) (modif. nach: www.fapwtr.org).

Kombinierte Organtransplantationen

In ausgewählten Fällen mit vornehmlich kardialem Phänotyp wurden kombinierte Organtransplantationen (Herz- und Lebertransplantation) durchgeführt (insges. 76, davon 19 zeitversetzt, http://www.fapwtr.org; Stand 08.07.2021), da bei alleiniger Herztransplantation die Gefahr bestand, dass sich im Spenderherz erneut Ablagerungen des mutierten TTR bilden mit resultierendem Rezidiv, da die Leber unverändert das mutierte Transthyretin bildet.

Abgesehen von den kombinierten Herz- und Lebertransplantationen wurden auch kombinierte Nieren- und Lebertransplantationen notwendig. Dem weltweiten Transplantationsregister sind 60 (simultan 59; sequenziell 1) dieser kombinierten Transplantationen gemeldet worden (http://www.fapwtr.org; Stand 08.07.2021). Die häufigsten Todesursachen waren kardial bedingte Todesfälle (21 %; Sepsis 20 %, hepatisch bedingte Komplikationen 14 %) (http://www.fapwtr.org; Stand 08.07.2021).

8.2. Kausal orientierte medikamentöse Therapie

In Deutschland sind (Stand Februar 2024) vier Präparate zur medikamentösen Therapie der ATTR-Amyloidose mit Polyneuropathie (ATTR-PN) zugelassen. Die Zulassung ist jeweils in Abhängigkeit vom Krankheitsstadium eingeschränkt. Eine Substanz (Tafamidis) ist ein Stabilisator des

TTR, die anderen Präparate (Patisiran, Vutrisiran und Inotersen) wirken als sogenannte "*Gene Silencer*" direkt auf die TTR mRNA ein.

TTR-Stabilisatoren

Tafamidis

Der erste Ansatz für die kausale medikamentöse Therapie war die Stabilisierung des TTR-Tetramers, wodurch die Tetramer-Dissoziation mit nachfolgender Bildung von Amyloidfibrillen eingeschränkt wird. Substanzen, die diesem Ansatz folgen, sind Diflunisal (nicht zugelassen) und das im Jahr 2011 zugelassene Präparat Tafamidis (Vyndaqel®).

Der entscheidende Schritt für die Generierung von Amyloidfibrillen ist die Dissoziation des Tetramers, diese wird durch Tafamidis gehemmt. Der hieraus resultierende therapeutische Effekt konnte für verschiedenste TTR-Varianten in den Zulassungsstudien bestätigt werden [1, 2]. Auch wenn in der Zulassungsstudie die primären Endpunkte nicht erreicht wurden, konnte dennoch deutlich gezeigt werden, dass innerhalb von 18 Monaten eine Verzögerung der Verschlechterung Amyloidose-bedingter Symptome erreicht werden konnte [3]. Auch Lebensqualität und BMI, die sich in der Kontrollgruppe im Verlauf verschlechterten, hatten unter Tafamidis eine Tendenz zur Stabilisierung [2, 3]. Die Langzeitdaten (2 Jahre) aus dem internationalen Register THAOS (*Transthyretin Amyloidosis Outcomes Survey*) [4] ergaben in einer nicht-randomisierten, gematchten Kohortenstudie mit 252 Patienten, die hauptsächlich die p.Val50Met-Mutation aufwiesen und mit Tafamidis behandelt wurden [5], eine Verzögerung des Krankheitsfortschritts (klinisch, elektroneurografisch) und eine Verbesserung der Lebensqualität im Vergleich zu unbehandelten Kontrollprobanden. Eine Langzeitstudie mit 71 Patienten über einen Zeitraum von 5,5 Jahren bestätigte die Trends, die in der Zulassungsstudie beobachtet wurden [6]. Bei Nicht-p.Val50Met-Mutationsträgern zeigte sich in einer kleinen Studie ebenfalls ein Benefit unter Tafamidis [1].

Zusammenfassend ist unter Tafamidis die Erkrankung langfristig dennoch progredient. Eine weitere Langzeitstudie zeigte, dass Patienten mit geringeren Symptomen zu Beginn der Behandlung profitierten, besser als jene, die bereits zu Beginn schwerer betroffen waren [7]. In der prospektiven Kohortenstudie an 210 Patienten unter Behandlung mit Tafamidis in einer täglichen Dosis von 20 mg für einen Zeitraum zwischen 18-66 Monate [8] wurde mittels klinischer Skalen (NIS, NIS-LL) und Biomarker (TTR-Serumkonzentration), die Responsivität unterschiedlicher Patientensubgruppen auf die Therapie thematisiert. Die Ergebnisse zeigten, dass ein Drittel der Patienten eine vollständige Remission erreichte, ein weiteres Drittel eine partielle Remission aufwiesen und das letzte Drittel eine Krankheitsprogression erlebte.

Die Zulassung für Tafamidis wurde von der EMA im November 2011 für das Stadium 1 der ATTR-PN (symptomatische Polyneuropathie, Gehen ohne Unterstützung möglich) in einer Dosis von 20 mg pro Tag p.o. erteilt. Daten für die Polyneuropathie-Stadien 2 und 3 (☞ Tab. 8.1) liegen nicht vor. Für ATTR-PN ist Tafamidis in über 40 Länder zugelassen, in Japan ist Tafamidis für alle Polyneuropathie-Stadien zugelassen, in den USA ist es für die o.g. Indikation nicht zugelassen.

In einer Phase-III-Studie wurden 441 Patienten mit einer ATTR-Amyloidose-assoziierten Kardiomyopathie (ATTR-CM), sowohl hereditär als auch Wildtyp, über einen Beobachtungszeitraum von 30 Monaten untersucht. Die Patienten erhielten 80 mg Tafamidis, 20 mg Tafamidis oder Placebo. Die gepoolte Tafamidis-Gruppe zeigte für den primären Endpunkt Gesamtüberleben einen signifikanten Vorteil gegenüber Placebo. Eine Subgruppenanalyse zeigte für Patienten mit NYHA-Stadium I/II sowie für die Gruppe mit 80 mg Tafamidis einen signifikanten Vorteil vs. Placebo [18]. Patienten im NYHA-Stadium III profitierten weder im primären Endpunkt Gesamtüberleben noch in Bezug auf kardiovaskulär bedingte Hospitalisierung von der Tafamidis-Therapie [9]. Die fehlende Reduktion der Hospitalisierungsfrequenz bei NYHA-Stadium III ist möglicherweise durch ein verlängertes Überleben dieser Subpopulation erklärt [18]. Aufgrund der positiven Studiendaten zur ATTR-CM erfolgte im Mai 2019 in den USA und im Februar 2020 in der EU die Zulassung von Tafamidis in einer täglichen Dosis von 61 mg p.o. (entspricht 80 mg Tafamidismeglumine) für die hereditäre und Wildtyp-ATTR-CM.

In allen Studien wurde Tafamidis gut vertragen.

Diflunisal

Diflunisal ist ein nicht-steroidales antiinflammatorisches Molekül, das TTR *in vitro* stabilisiert und damit einen ähnlichen Wirkungsmechanismus wie Tafamidis aufweist. In einer Studie konnten ebenfalls Tendenzen einer Verlangsamung der Progression der Symptome nachgewiesen werden [10]. Das Nebenwirkungsprofil von Diflunisal ist problematisch aufgrund der Risiken für gastrointestinale Erosionen und Ulzerationen, die bis hin zu Blutungen führen können. Zudem kann es zu Flüssigkeitsretention sowie gelegentlicher Verschlechterung der Nierenfunktion kommen. Diese Nebenwirkungen sind klinisch relevant, insbesondere bei Patienten mit komplexen Symptomen. Aufgrund dieser Risiken wurde Diflunisal in Deutschland nicht zur Behandlung der ATTR-Amyloidose zugelassen.

Weitere TTR-Stabilisatoren

Der gut verträgliche orale TTR-Stabilisator Acoramidis (AG10) zeigte in der Phase-III-Studie ATTRibute-CM positive Ergebnisse bei Patienten mit ATTR-CM (kardialer ATTR-Amyloidose). Diese Ergebnisse umfassten eine Reduktion der Gesamtmortalität, eine Verringerung der Hospitalisierungsrate, eine Senkung der NT-proBNP-Werte sowie eine Verbesserung der Gehstrecke im 6-Minuten-Gehtest. Diese vielversprechenden Ergebnisse deuten darauf hin, dass Acoramidis (AG10) ein zusätzliches wirksames Medikament zur Behandlung von ATTR-CM sein kann. Die Zulassung bei der FDA wurde beantragt (Stand Februar 2024).

Die Wirksamkeit des von der Behandlung des M. Parkinson bekannten COMT-Inhibitors Tolcapone als weiterer TTR-Stabilisator wurde in einer Phase-IIa-Studie (SOM0226) geprüft [12]. Aufgrund der ZNS-Gängigkeit wird die potenzielle Wirksamkeit von Tolcapone bei den seltenen ZNS-Manifestationen der hereditären ATTR-Amyloidose (leptomeningeal, okulär) untersucht [13].

Gene-silencing Therapien und Gentherapien

Gentherapie bei ATTR-Amyloidose zielt auf die Reduktion der TTR-Produktion in den Hepatozyten ab. Mit der RNA-Inhibition durch *small interfering RNAs* (siRNAs) und *Antisense Oligonucleotides* (ASOs) begann 2018 die Ära der krankheitsmodifizierenden Gentherapien in ATTR-Amyloidose. Eine weitere Gentechnologie (sog. *Gene Editing*) mittels CRISPR–Cas9 befindet sich aktuell in Entwicklung.

Small interfering RNAs (siRNAs): Patisiran

Patisiran als erstes entwickeltes siRNA für die Therapie der Amyloidose entfaltet seine Wirkung durch RNA-Interferenz (RNAi). Es handelt sich bei RNAi um einen in eukaryotischen Zellen physiologisch vorkommenden Mechanismus. Dieser reversible Prozess der Genregulation findet im Cytoplasma statt. Patisiran erkennt über sein doppelsträngiges Oligonukleotid die komplementäre mRNA des TTR-Gens, wodurch der *RNA-Induced Silencing Complex* (RISC) aktiviert wird. Durch Einbindung in Lipid-Nanopartikel wird die siRNA vor dem Abbau durch Nukleasen während des Transportes zu den Zielzellen geschützt und kann so intravenös gegeben und in die Hepatozyten aufgenommen werden.

Bei der randomisierten, doppelblinden Phase-III-Zulassungsstudie (APOLLO) mit 225 Patienten mit ATTRv-Polyneuropathie zeigte sich in der Verumgruppe eine durchschnittliche Reduktion der TTR-Serumkonzentration um 81 %. Primärer Endpunkt war der modifizierte Neuropathie-Beeinträchtigungs-Score +7 (mNIS +7). Über den Behandlungszeitraum von 18 Monaten mit intravenösen Injektionen alle 3 Wochen zeigte sich eine signifikante Verbesserung unter Patisiran im Vergleich zu Placebo. Der mNIS+7 unter Placebo verschlechterte sich wie erwartet, und zwar um 28,0±2,6 Punkte. Unter Patisiran verbesserte sich der Score gegenüber der Baseline um 6,0±1,7 Punkte. Auch die sekundären Endpunkte einschließlich der Lebensqualität wurden unter Patisiran besser [14].

Der positive Effekt auf die neurologische Beeinträchtigung im Vergleich zu den Ausgangswerten des mNIS+7 (eine Reduktion um 4,8 Punkte) wurde weiterhin in den Langzeitdaten über 48 Monate aus der *Open-label*-Verlängerungsstudie bestätigt [15]. Die Verschlechterung der Polyneuropathie in der Placebogruppe wurde nach dem Wechsel auf Patisiran gestoppt, und diese Stabilisierung hielt während der 24-monatigen Therapie an [15]. Subgruppenanalysen in der APOLLO-Studie zeigten zudem Hinweise auf positive Effekte bezüglich der ATTR-CM [16].

Patisiran (Onpattro®) wurde im August 2018 in den USA und in der EU zur Behandlung der hereditären ATTR-Amyloidose bei erwachsenen Patienten mit PNP im Stadium 1 oder 2 nach Coutinho zugelassen. Patisiran wird intravenös (i.v.) über ca. 80 Minuten einmal alle drei Wochen infundiert. Eine Prämedikation, gegeben mindestens eine Stunde zuvor, ist erforderlich, bestehend aus 10 mg Dexamethason i.v., 500 mg Paracetamol p.o. und kombinierter H_1/H_2-Blockade (z.B. Diphenhydramin und Ranitidin). Eine Substitution von Vitamin A in einer Dosis von etwa 2500 I.E. pro Tag ist nötig, da die Behandlung sonst zu einer Verringerung der Vitamin-A-Spiegel im Blut führt. Nebenwirkungen waren Ödeme und infusionsbedingte Reaktionen.

Im Oktober 2023 wurden die Daten der randomisierten, doppelblinden Phase-III-Zulassungsstudie (APOLLO B) [17] aus 360 Patienten (179 erhielten Placebo) mit ATTR-CM (hereditäre und Wildtyp-Form) veröffentlicht. Eine Verlangsamung des Rückgangs der funktionellen Kapazität, gemessen am 6-Minuten-Gehtest (6MWT), als primärer Endpunkt wurde erreicht. Darüber hinaus wurde als sekundärer Endpunkt eine Verbesserung des Gesundheitszustands und der Lebensqualität, gemessen am *Kansas City Cardiomyopathy Questionnaire Overall Summary* (KCCQ-OS), im Vergleich zu den Ausgangswerten nach 12 Monaten Behandlung festgestellt. Hinsichtlich des kombinierten Endpunktes bestehend aus Mortalität, kardiovaskulären Ereignissen, Gehstrecke in den 6MWT, wurde eine Besserungstendenz in den mit Patisiran behandelten Patienten beobachtet, allerdings nicht statistisch signifikant.

▶ *Small interfering RNAs* (siRNAs): Vutrisiran

Um den Herausforderungen der Verwendung von Lipid-Nanopartikeln, wie dem proinflammatorischen Effekt und dem Bedarf an einer hohen Dosis an eingekapseltem siRNA mit häufigen Verabreichungen, zu begegnen, wurde die N-Acetylgalactosamin (GalNAc)-Technologie entwickelt, ein vielversprechender Ansatz zur Konjugation von siRNAs für Lebererkrankungen [18]. Diese ermöglicht eine gezielte Abgabe von siRNA an Leberzellen durch die Bindung an GalNAc-Rezeptoren auf der Oberfläche von Hepatozyten. Dadurch wird die Effizienz der siRNA-Aufnahme erhöht, was zu einer Reduzierung der benötigten Dosis und der Verabreichungsfrequenz führt und potenziell die Wirksamkeit und Sicherheit der Therapie verbessert.

Auf Basis dieser technologischen Herangehensweise wurde Vutrisiran entwickelt. Es handelt sich um ein Konjugat, bestehend aus einer künstlich hergestellten doppelsträngigen siRNA und einem verzweigten GalNAc-Liganden. In der randomisierten, offenen Phase-III-Zulassungsstudie (HELIOS-A) mit 164 Patienten mit hereditärer ATTR-PN in den Stadien I bis IIIb nach dem *Polyneuropathy Disability Score* (PND) [19] (122 mit Vutrisiran, 42 mit Patisiran und 77 Patienten aus der historischen Placebogruppe der APOLLO-Studie) wurde der primäre Endpunkt, nämlich eine Verbesserung der neurologischen Beeinträchtigung gemessen anhand des mNIS +7-Scores, nach neun Monaten Behandlung mit Vutrisiran erreicht. Es zeigte sich eine Verbesserung um 2,24 Punkte in der Vutrisiran-Gruppe im Vergleich zu einer Verschlechterung um 14,76 Punkte in der Placebo-Gruppe [20]. Zusätzlich zu den primären Endpunkten wurden auch die sekundären Endpunkte der Studie erreicht. Dazu gehörten Verbesserungen der Lebensqualität, der Leistung im 10-Meter-Gehtest (10MWT), des Ernährungszustands (modifizierter BMI) sowie der vom Patienten berichteten Fähigkeit, alltägliche Aktivitäten zu verrichten und am gesellschaftlichen Leben teilzunehmen, gemessen mit der *Rasch-built Overall Disability Scale* (R-ODS). Die Reduktion der TTR-Serumkonzentration lag bei 87,6 %, vergleichbar mit der Reduktion unter Patisiran. Die HELIOS-A-Studie befindet sich aktuell (Stand 02/2024) in der randomisierten Behandlungsverlängerungs-(RTE)-Phase.

Vutrisiran (Amvuttra®) wurde im Juni 2022 in den USA und im September 2022 in der Europäischen Union zur Behandlung der ATTR-PN im Stadium 1 oder 2 nach Coutinho zugelassen (☞ Tab. 5.1). Eine Fortsetzung der Therapie im fortgeschrittenen Stadium 3 nach Coutinho ist nach Ermessen des Arztes auf der Grundlage der Gesamt-Nutzen-Risiko-Bewertung möglich (Quelle: Fachinformation Amvuttra® Injektionslösung in einer Fertigspritze]. Aufgrund seines verbesserten Stabilisierungsmusters und seiner hohen metabolischen Stabilität wird das Vutrisiran alle drei Monate subkutan (s.c.) injiziert. Mit der Ausnahme von milden und passageren Reaktionen an der Injektionsstelle, Arthralgien und Dyspnoe wird Vutrisiran gut vertragen. Eine Substitution von Vitamin A in einer Dosis von 2500 IE bis 3000 IE pro Tag ist nötig.

Vutrisiran wird in der randomisierten, doppelblinden placebokontrollierten Phase-III-Zulassungsstudie (HELIOS-BNCT04153149) bei Patienten mit ATTR-Kardiomyopathie seit November 2019 evaluiert. Der Studienabschluss ist für den Dezember 2026 geplant.

▶ Inotersen

Inotersen funktioniert als Antisense-Oligonukleotid. Es aktiviert nach Bindung der komplementären prämessenger RNA eine zelleigene RNase H_1. Hierbei handelt es sich um einen reversiblen Prozess der Genregulation.

Bei der randomisierten, doppelblinden placebokontrollierten Phase-III-Zulassungsstudie (Neuro-TTR) mit 172 Patienten mit ATTR-PN im Stadium 1 oder 2 nach Coutinho (☞ Tab. 5.1) führte die wöchentliche s.c. Gabe von Inotersen zu einer medianen Reduktion der TTR-Serumkonzentration am Nadir um 79 % [21]. Die primären Wirksamkeitsendpunkte waren die Veränderungen der neurologischen Beeinträchtigung und der Lebensqualität, gemessen anhand des mNIS+7-Scores und des *Norfolk Quality of Life – Diabetic Neuropathy* (QoL-DN)-Fragebogens zwischen Therapiebeginn und Woche 66. Die Veränderungen beider primärer Endpunkte gegenüber dem Ausgangswert zeigten in der Woche 66 einen statistisch signifikanten Vorteil zugunsten der Inotersen-Behandlung. In der Subgruppe der Patienten mit ATTR-Kardiomyopathie zeigte sich unter Inotersen eine tendenzielle, aber nicht statistisch signifikante Reduktion der interventrikulären Septumdicke und des linksseitigen Ventrikelvolumens. Der positive Effekt auf die neurologische Beeinträchtigung im Vergleich mit den Baseline-mNIS+7 war weiter in den longitudinalen 3-Jahres-Daten aus der *Open-label-extension*-Studie erhalten [22].

Sehr häufige Nebenwirkungen waren u.a. Übelkeit und Erbrechen, Fieber, Reaktionen an der Injektionsstelle und Blutbildveränderungen. Bei ca. 54 % der Verumpatienten kam es zu einer Thrombopenie. Ein Patient verstarb bei einer Thrombozytopenie mit <10 Thrombozyten/nl an einer intrakraniellen Blutung. Bei drei Inotersen-behandelten Patienten (3 %) trat eine Glomerulonephritis auf.

Von der EMA und der FDA ist Inotersen (Tegsedi®) seit Juli 2018 zugelassen zur Behandlung der hereditären ATTR-Amyloidose bei erwachsenen Patienten mit ATTR-PN im Stadium 1 oder 2 nach Coutinho. Es wird einmal wöchentlich s.c. injiziert, eine Prämedikation ist nicht erforderlich. Wegen der oben beschriebenen Nebenwirkungen wurden vom Bundesinstitut für Arzneimittel und Medizinprodukte (BfArM) im Rahmen der Pharmakovigilanz Auflagen erteilt, die in der Fachinformation zu Inotersen aufgeführt sind. Bei Thrombozytopenie muss eine Therapiepause erfolgen, danach kann das Behandlungsintervall auf zwei Wochen verlängert werden. Bei ausgeprägter Thrombozytopenie kann die Gabe von Kortikosteroiden erfolgen. Wegen des Risikos der Glomerulonephritis müssen der Protein-Kreatinin-Quotient im Urin (UPCR) und die geschätzte glomeruläre Filtrationsrate (eGFR) alle drei Monate überprüft werden. Eine Vitamin-A-Substitution unter der Therapie wird empfohlen. Vorteilhaft bei Inotersen ist, dass sich die Patienten das Medikament selbst mittels subkutaner Injektionen verabreichen können.

▶ Eplontersen

Die N-Acetylgalactosamin (GalNAc)-Technologie zur Verbesserung der Aufnahme der ASO in die Hepatozyten kam bei der Entwicklung des zweiten ASO, Eplontersen im Einsatz. Die GalNAc-Konjugation erhöht die Wirksamkeit von *Antisense*-Oligonukleotidmolekülen um das 20- bis 30-fache [23]. In der randomisierten, offenen Phase-III-Zulassungsstudie (NEURO-TTRansform) mit 144 Patienten mit hereditärer ATTR-PN im Stadium 1 und 2 nach Coutinho (☞ Tab. 5.1) führte die monatliche s.c. Applikation von 45 mg Eplontersen zu einer medianen Reduktion der TTR-Serumkonzentration um 81,7% [24]. Eine Verbesserung der neurologischen Beeinträchtigung, gemessen anhand des mNIS+7-Scores, wurde nach 16,5 Monaten Behandlung mit Eplontersen erreicht. Es zeigte sich ein Unterschied von –24,8 Punkten in der Eplontersen-Gruppe im Vergleich zur historischen Placebo-Gruppe aus der Neuro-TTR-Studie. Die Lebensqualität der mit Eplontersen behandelten Patienten verbesserte sich um 5,5 Punkte auf der Norfolk-QoL-DN-Skala im Vergleich zum Ausgangswert. Ebenso wurden die sekundären Endpunkte der Studie erreicht, darunter der Schweregrad der Beeinträchtigung nach NSC-Total-Score, die physische Lebensqualität nach SF-36 PCS-Score, der PND-Score und der Ernährungszustand (mBMI). Milde Nebenwirkungen wie Erbrechen, Proteinurie, Katarakt, Reaktionen an der Injektionsstelle, wurden berichtet. Die Häufigkeit von Thrombozytopenie war in der Eplontersen-Gruppe ähnlich wie in der historischen Placebo-Gruppe. Die wenigen Fälle, die in der Eplontersen-Gruppe beobachtet wurden, waren mild und erforderten keine Unterbrechung der Therapie.

Eplontersen (Wainua™) erhielt im Dezember 2023 in den USA in der Dosis 45 mg monatlich als s.c. Injektion die Zulassung für die Behandlung von erwachsenen Patienten mit hereditärer ATTR-PN. Die Indikation für das Präparat wurde nicht anhand des Stadiums der Erkrankung nach Coutinho beschränkt. Es wird auch hier empfohlen, eine Vitamin-A-Substitution während der Therapie durchzuführen. Ein Zulassungsantrag wurde bei der Europäischen Arzneimittel-Agentur (EMA) ebenfalls gestellt.

Die große, randomisierte, doppelblinde placebokontrollierte Phase-III-Zulassungsstudie (CardioTTRansform NCT04136171) bei Patienten mit ATTR-CM wurde im März 2020 initiiert. Die Rekrutierungsphase wurde mit insgesamt 1440 Probanden abgeschlossen. Voraussichtliches Studienende ist Dezember 2025; erste Ergebnisse werden voraussichtlich in der zweiten Hälfte des Jahres 2025 erwartet.

Fibrillenauflösung und -abbau

Doxycyclin

Doxycylin hemmt Matrixmetalloproteinasen und führt zu Zerstörung der Amyloidfibrillen unabhängig vom zugrundeliegenden Subtyp [25, 26]. Die gleichzeitige Gabe von Tauroursodeoxycholsäure (TUDCA) zeigt synergistische Effekte [27]. Obici et al. konnten im Rahmen einer Phase-II-Studie die Wirksamkeit, Sicherheit und Verträglichkeit in 20 ATTR-Patienten (12 hereditäre ATTR- und 2 Wildtyp-ATTR-Amyloidose, 1 dominotransplantierter Patient) belegen [27]. Es zeigten sich über ein Jahr hinweg bei Gabe von 100 mg Doxycyclin 2 × täglich sowie TUDCA 250 mg 3 × täglich ein stabiler neurologischer Befund (erfasst mittels NIS-LL) sowie keine kardiale Progression bei insgesamt akzeptablem Nebenwirkungsprofil [28]. Die Nebenwirkungen beschränken sich in erster Linie auf Photosensibilität/-toxizität und gastrointestinale Effekte.

Die aktuellen Studien fokussieren sich in erster Linie auf die kardiale Manifestation. Karlstedt et al. konnten bei 53 Patienten (89 % Wildtyp-ATTR-, 11 % hereditäre ATTR-Amyloidose) eine kardiale Stabilisierung beobachten [29]. Eine Phase-III-Studie (NCT03481972) zur Behandlung von Patienten mit kardialer Manifestation bei Wildtyp- und hereditärer ATTR-Amyloidose rekrutierte 102 Probanden. Der Abschluss der Studie war für Juni 2023 vorgesehen, die Ergebnisse liegen bisher noch nicht vor. In Bezug auf die AL-Amyloidose wurde bisher keine additive Wirksamkeit von Doxycyclin in Verbindung mit der chemotherapeutischen Behandlung nachgewiesen in einer kleinen Phase-II-Studie mit 32 Patienten [30] und in einer randomisierten *Open-label*-Studie mit 140 Patienten [31].

Antikörper

PRX stellt einen gegen Transthyretin gerichteten, humanisierten IgG1-Antikörper dar, der lösliche zytotoxische Formen neutralisieren, die Fibrillenbildung unterdrücken und den Abbau von vorhandenem Amyloid mittels Phagozytose vermitteln kann [32]. Eine Phase-I-Studie (NCT 03336580) in Patienten mit hereditärer ATTR-Amyloidose wurde aufgrund der COVID-19-Pandemie und einer Rekrutierung von 21 Probanden eingestellt (NCT03336580). Die Studien zu SAP-Antikörpern wurden ebenfalls eingestellt (NCT 03044353). Ein fibrilreaktiver chimärer monoklonaler Antikörper (CAEL-101) wird aktuell (Stand 02/2024) in einer randomisierten, doppelblinden Phase III (NCT04512235) bei Patienten mit AL-Amyloidose überprüft.

Auswahl der Therapieform

Die Lebertransplantation ist zwar in frühen Stadien wirksam, jedoch äußerst invasiv und zieht eine lebenslange Folgetherapie nach sich. Dank der kausal wirksamen medikamentösen Alternativen wird sie zukünftig keine Rolle mehr spielen.

Patienten mit hereditärer ATTR-Amyloidose mit Polyneuropathie im Stadium 1 nach Coutinho können in Deutschland zugelassene Medikamente wie Tafamidis, Patisiran, Vutrisiran und Inotersen verschrieben werden. Im Stadium 2 stehen derzeit Patisiran, Vutrisiran und Inotersen zur Verfügung. Für Patienten im Stadium 3 besteht nach der Zulassung keine Indikation für die Initiierung einer Therapie mit *Gene Silencer*. Die Fortführung einer bestehenden Therapie mit Vutrisiran auch im Stadium 3 nach Coutinho ist nach Ermessen des behandelnden Arztes möglich. Die bevorstehenden (Stand Februar 2024) Arzneimittelzulassungen (Acoramidis, Eplontersen) werden voraussichtlich die Therapielandschaft verändern.

Tafamidis hat den Vorteil der oralen Einnahme und des günstigen und schon gut bekannten Nebenwirkungsprofils. Tafamidis kann die Blut-Hirn-Schranke überwinden. Die Tafamidis-Konzentration im Liquor cerebrospinalis (CSF) bei ATTRv-Patienten, die 20 mg des Präparats einnehmen, beträgt etwa 125 nM [33]. Somit kann Tafamidis auf in der Retina und im Plexus choroideus synthetisiertes TTR wirken und theoretisch Symptome im Auge und Nervensystem beeinflussen. Es stellt daher eine therapeutische Option für Patienten mit leptomeningealer oder oculärer Manifestationen dar. Bei Progredienz unter Tafamidis sollte eine Umstellung der Therapie auf *Gene Silencer* erwogen werden.

Gegenwärtig gibt es keine direkten Vergleichsstudien ("*Head-to-Head*") zwischen den zugelassenen gut wirksamen *Gene Silencern*, um Ergebnisse zu erzielen, die eine verbesserte Patientenstratifizierung ermöglichen. Patisiran wird alle drei Wochen als i.v. Infusion verabreicht und erfordert eine Prämedikation. Im Gegensatz dazu erfordern Vutrisiran und Inotersen keine Prämedikation und bieten den Patienten durch die subkutane Verabreichung mehr Autonomie. Aufgrund relevanter Nebenwirkungen, insbesondere Thrombozytopenie, und der erforderlichen regelmäßigen Laborkontrollen stellt Inotersen eine weniger attraktive Therapieoption dar.

Für Patienten mit ATTR-Amyloidose und Kardiomyopathie ist derzeit nur Tafamidis zugelassen. Die Ergebnisse der Interventionsstudien mit Vutrisiran und Eplontersen stehen noch aus, aber es wird erwartet, dass sie einen vielversprechenden Wandel im therapeutischen Bereich eröffnen werden. Die Subgruppenanalyse der Phase-III-Studien für Patisiran, Inotersen, Vutrisiran und Eplontersen deutet darauf hin, dass diese Präparate eine Wirksamkeit bei der Behandlung kardiologischer Beeinträchtigungen aufweisen können, obwohl nicht immer statistisch signifikante Unterschiede festgestellt wurden.

Stadium	Beschreibung
Stadium 0	Keine Symptome
Stadium 1	Milde sensomotorische und autonome Neuropathie der unteren Extremitäten
Stadium 2	Patienten benötigen Unterstützung im Alltag; fortschreitende Polyneuropathie der unteren und oberen Extremitäten sowie des Körperstamms
Stadium 3	Rollstuhl ist erforderlich oder eine Bettlägerigkeit liegt vor; schwere sensomotorische und autonome Amyloidose aller Extremitäten

Tab. 8.1: Klinische Stadien der TTR-FAP nach Coutinho 1980 [22].

Literatur

1. Merlini G, Planté-Bordeneuve V, Judge DP, Schmidt HH, Obici L, Perlini St, Packman J, Tripp T, Grogan DR. Effects of tafamidis on transthyretin stabilization and clinical outcomes in patients with non-Val30Met transthyretin amyloidosis. J Cardiovasc Transl Res 2013;6: 1011-20.

2. Planté-Bordeneuve V. Schmidt HH, Merlini G, Judge DP, Obici L, Packman J, Grogan DR. The effects of tafamidis on transthyretin stabilization and clinical outcomes in patients with non-V30M transthyretin amyloidosis. Eur J Neurol 2011;18:S29.

3. Coelho T, Maia LF, Martins da Silva A, Cruz MW, Planté-Bordeneuve V, Suhr OB, Conceicao I, Schmidt HH, Trigo P, Kelly JW, Labaudiniére R, Chan J, Packman J, Grogan DR. Long-term effects of tafamidis for the treatment of transthyretin familial amyloid polyneuropathy. J Neurol 2013;260:2801-14.

4. Plante-Bordeneuve V, Suhr OB, Maurer MS, White B, Grogan DR, Coelho T. The Transthyretin Amyloidosis Outcomes Survey (THAOS) registry: Design and methodology. Curr Med Res Opin 2013;29:77-84.

5. Mundayat R, Stewart M, Alvir J, Short S, Ong ML, Keohane D, Rill D, Sultan MB. Positive effectiveness of tafamidis in delaying disease progression in transthyretin familial amyloid polyneuropathy up to 2 years: An

analysis from the Transthyretin Amyloidosis Outcomes Survey (THAOS). Neurol Ther 2018;7(1):87-101.

6. Waddington Cruz M, Amass L, Keohane D, Schwartz J, Li H, Gundapaneni B. Early intervention with tafamidis provides long-term (5.5-year) delay of neurologic progression in transthyretin hereditary amyloid polyneuropathy. Amyloid 2016;23:178-183.

7. Planté-Bordeneuve V, Gorram F, Salhi H, Nordine T, Ayache SS, Le Corvoisier P, Azoulay D, Feray C, Damy T, Lefaucheur JP. Long-term treatment of transthyretin familial amyloid polyneuropathy with tafamidis: a clinical and neurophysiological study. J Neurol 2017;64:268-76.

8. Monteiro C, Mesgazardeh JS, Anselmo J, Fernandes J, Novais M, Rodrigues C, Brighty GJ, Powers DL, Powers ET, Coelho T, Kelly JW. Predictive model of response to tafamidis in hereditary ATTR polyneuropathy. JCI Insight 2019;4(12):e126526.

9. Maurer MS, Schwartz JH, Gundapaneni B, Elliott PM, Merlini G, Waddington-Cruz M, Kristen AV, Grogan M, Witteles R, Damy T, Drachman BM, Shah SJ, Hanna M, Judge DP, Barsdorf AI, Huber P, Patterson TA, Riley S, Schumacher J, Stewart M, Sultan MB, Rapezzi C; ATTR-ACT Study Investigators. Tafamidis treatment for patients with transthyretin amyloid cardiomyopathy. N Engl J Med 2018;379:1007-16.

10. Berk JL, Suhr OB, Sekijima Y, Yamashita T, Heneghan M, Zeldenrust SR, Andro Y. Ikeda S. Gorevic P, Merlini G, et al. The Diflunisal Trial: Study accrual and drug tolerance. Amyloid 2012;19(Suppl 1):37-8.

11. Gillmore JD, Judge DP, Cappelli F, Fontana M, Garcia-Pavia P, Gibbs S, Grogan M, Hanna M, Hoffman J, Masri A, Maurer MS, Nativi-Nicolau J, Obici L, Poulsen SH, Rockhold F, Shah KB, Soman P, Garg J, Chiswell K, Xu H, Cao X, Lystig T, Sinha U, Fox JC; ATTRibute-CM Investigators. Efficacy and safety of acoramidis in transthyretin amyloid cardiomyopathy. N Engl J Med 2024; 390(2):132-142.

12. Gamez J, Salvadó M, Reig N, Suñé P, Casasnovas C, Rojas-Garcia R, Insa R. Transthyretin stabilization activity of the catechol-O-methyltransferase inhibitor tolcapone (SOM0226) in hereditary ATTR amyloidosis patients and asymptomatic carriers: proof-of-concept study. Amyloid 2019;26(2):74-84.

13.Takahashi Y, Ohashi N, Takasone K, Yoshinaga T, Yazaki M, Roberts M, Glidden PF, Sekijima Y. CSF/plasma levels, transthyretin stabilisation and safety of multiple doses of tolcapone in subjects with hereditary ATTR amyloidosis. Amyloid 2022;29(3):190-196.

14. Adams D, Gonzalez-Duarte A, O'Riordan WD, Yang CC, Ueda M, Kristen AV, Tournev I, Schmidt HH, Coelho T, Berk JL, Lin KP, Vita G, Attarian S, Planté-Bordeneuve V, Mezei MM, Campistol JM, Buades J, Brannagan TH 3rd, Kim BJ, Oh J, Parman Y, Sekijima Y, Hawkins PN, Solomon SD, Polydefkis M, Dyck PJ, Gandhi PJ, Goyal S, Chen J, Strahs AL, Nochur SV, Sweetser MT, Garg PP, Vaishnaw AK, Gollob JA, Suhr OB. Patisiran, an RNAi therapeutic, for hereditary transthyretin amyloidosis. N Engl J Med 2018;37:11-21.

15. Ticau S, Aldinc E, Polydefkis M, Adams D, Coelho T, Ueda M, Hale C, Vest J, Nioi P; Patisiran Global OLE Collaborators. Treatment response and neurofilament light chain levels with long-term patisiran in hereditary transthyretin-mediated amyloidosis with polyneuropathy: 24-month results of an open-label extension study. Amyloid. 2023:1-11. Epub ahead of print. Erratum in: Amyloid. 2023 Aug 10;:1.

16. Solomon SD, Adams D, Kristen A, Grogan M, González-Duarte A, Maurer MS, Merlini G, Damy T, Slama MS, Brannagan TH 3rd, Dispenzieri A, Berk JL, Shah AM, Garg P, Vaishnaw A, Karsten V, Chen J, Gollob J, Vest J, Suhr O. Effects of patisiran, an RNA interference therapeutic, on cardiac parameters in patients with hereditary transthyretin-mediated amyloidosis. Circulation 2019;139:431-3.

17. Maurer MS, Kale P, Fontana M, Berk JL, Grogan M, Gustafsson F, Hung RR, Gottlieb RL, Damy T, González-Duarte A, Sarswat N, Sekijima Y, Tahara N, Taylor MS, Kubanek M, Donal E, Palecek T, Tsujita K, Tang WHW, Yu WC, Obici L, Simões M, Fernandes F, Poulsen SH, Diemberger I, Perfetto F, Solomon SD, Di Carli M, Badri P, White MT, Chen J, Yureneva E, Sweetser MT, Jay PY, Garg PP, Vest J, Gillmore JD; APOLLO-B trial investigators. Patisiran treatment in patients with transthyretin cardiac amyloidosis. N Engl J Med 2023;389(17):1553-1565.

18. An G. Pharmacokinetics and Pharmacodynamics of GalNAc-Conjugated siRNAs. J Clin Pharmacol 2024;64 (1):45-57.

19. S. Yamamoto, H.E. Wilczek, G. Nowak, M. Larsson, A. Oksanen, T. Iwata, H. Gjertsen, G. Söderdahl, L. Wikström, Y. Ando, O.B. Suhr, B.-G. Ericzon. Liver transplantation for Familial Amyloidotic Polyneuropathy (FAP): A single-center experience over 16 years. Transpl 2007;7(11):2597-2604.

20. Adams D, Tournev IL, Taylor MS, Coelho T, Planté-Bordeneuve V, Berk JL, González-Duarte A, Gillmore JD, Low SC, Sekijima Y, Obici L, Chen C, Badri P, Arum SM, Vest J, Polydefkis M; HELIOS-A Collaborators. Efficacy and safety of vutrisiran for patients with hereditary transthyretin-mediated amyloidosis with polyneuropathy: a randomized clinical trial. Amyloid 2023;30(1):1-9.

21. Benson MD, Waddington-Cruz M, Berk JL, Polydefkis M, Dyck PJ, Wang AK, Planté-Bordeneuve V, Barroso FA, Merlini G, Obici L, Scheinberg M, Brannagan TH 3rd, Litchy WJ, Whelan C, Drachman BM, Adams D, Heitner SB, Conceição I, Schmidt HH, Vita G, Campistol

JM, Gamez J, Gorevic PD, Gane E, Shah AM, Solomon SD, Monia BP, Hughes SG, Kwoh TJ, McEvoy BW, Jung SW, Baker BF, Ackermann EJ, Gertz MA, Coelho T. Inotersen treatment for patients with hereditary transthyretin amyloidosis. N Engl J Med 2018;379:22-31.

22.Brannagan TH, Coelho T, Wang AK, Polydefkis MJ, Dyck PJ, Berk JL, Drachman B, Gorevic P, Whelan C, Conceição I, Plante-Bordeneuve V, Merlini G, Obici L, Plana JMC, Gamez J, Kristen AV, Mazzeo A, Gentile L, Narayana A, Olugemo K, Aquino P, Benson MD, Gertz M; NEURO-T. T. R. Open-Label Extension Investigators. Long-term efficacy and safety of inotersen for hereditary transthyretin amyloidosis: NEURO-TTR open-label extension 3-year update. J Neurol 2022;269(12): 6416-6427.

23. Wang Y, Yu RZ, Henry S, Geary RS. Pharmacokinetics and clinical pharmacology considerations of GalNAc3-conjugated antisense oligonucleotides. Expert Opin Drug Metab Toxicol 2019;15(6):475-485.

24. Coelho T, Marques W Jr, Dasgupta NR, Chao CC, Parman Y, França MC Jr, Guo YC, Wixner J, Ro LS, Calandra CR, Kowacs PA, Berk JL, Obici L, Barroso FA, Weiler M, Conceição I, Jung SW, Buchele G, Brambatti M, Chen J, Hughes SG, Schneider E, Viney NJ, Masri A, Gertz MR, Ando Y, Gillmore JD, Khella S, Dyck PJB, Waddington Cruz M; NEURO-TTRansform Investigators. Eplontersen for hereditary transthyretin amyloidosis with polyneuropathy. JAMA 2023;330(15):1448-1458.

25. Cardoso I, Saraiva MJ. Doxycycline disrupts transthyretin amyloid: evidence from studies in a FAP transgenic mice model. FASEB J 2006;20:234-9.

26. Ward JE, Ren R, Toraldo G, Soohoo P, Guan J, O'Hara C, et al. Doxycycline reduces fibril formation in a transgenic mouse model of AL amyloidosis. Blood 2011; 118:6610-7.

27. Cardoso I, Martins D, Ribeiro T, Merlini G, Saraiva MJ. Synergy of combined doxycycline/TUDCA treatment in lowering transthyretin deposition and associated biomarkers: studies in FAP mouse models. J Transl Med 2010;8:74.

28. Obici L, Cortese A, Lozza A, Luccetti J, Gobbi M, Palladini G, Perlini S, Saraiva MJ, Merlini G. Doxycycline plus tauroursodeoxycholic acid for transthyretin amyloidosis: a phase II study. Amyloid 2012;19 (Suppl 1):34-6.

29. Karlstedt E, Jimenez-Zepeda V, Howlett JG, White JA, Fine NM. Clinical experience with the use of doxycycline and ursodeoxycholic acid for the treatment of transthyretin cardiac amyloidosis. J Card Fail 2019;2: 147-53.

30. D'Souza A, Szabo A, Flynn KE, Dhakal B, Chhabra S, Pasquini MC, Weihrauch D, Hari PN. Adjuvant doxycycline to enhance anti-amyloid effects: Results from the dual phase 2 trial. E Clinical Medicine 2020;23:100361.

31. Shen KN, Fu WJ, Wu Y, Dong YJ, Huang ZX, Wei YQ, Li CR, Sun CY, Chen Y, Miao HL, Zhang YL, Cao XX, Zhou DB, Li J. Doxycycline combined with bortezomib-cyclophosphamide-dexamethasone chemotherapy for newly diagnosed cardiac light-chain amyloidosis: A multicenter randomized controlled trial. Circulation 2022;145(1):8-17.

32. Zhang KW, Stockerl-Goldstein KE, Lenihan DJ. Emerging therapeutics for the treatment of light chain and transthyretin amyloidosis. JACC Basic Transl Sci 2019;4:438-48.

33. Tsai FJ, Jaeger M, Coelho T, Powers ET, Kelly JW. Tafamidis concentration required for transthyretin stabilisation in cerebrospinal fluid. Amyloid 2023;30(3):279-289.

8.3. Symptomatische Therapie

Die symptomatische Therapie stellt weiterhin eine wesentliche Säule der Behandlung der ATTR-Amyloidose dar, da die bereits bestehenden Symptome trotz zunehmend besserer kausal orientierter Therapiemöglichkeiten i.d.R. persistieren und sich nicht relevant bessern.

Behandlung der Polyneuropathie

Therapie der Schmerzen

Spezielle Studien zur Behandlung neuropathischer Schmerzen bei ATTR-Amyloidose existieren nicht. Die Therapieempfehlungen basieren daher allgemein auf den Behandlungsempfehlungen neuropathischer Schmerzsyndrome wie beispielsweise der Behandlung der schmerzhaften diabetischen Polyneuropathie [1].

Tab. 8.2 gibt einen Überblick über Substanzen und Substanzgruppen, die in der Therapie neuropathischer Schmerzen Verwendung finden. Prinzipiell sind die "*First-line*-Therapie-Optionen" wie z.B. trizyklische Antidepressiva (z.B. Amitriptylin), Serotonin-Noradrenalin-Re-Uptake-Inhibitoren (SNRI, z.B. Duloxetin), Calciumkanal-Modulatoren (z.B. Pregabalin, Gabapentin) in ihrer Wirksamkeit vergleichbar [2]. Daher spielt das Nebenwirkungsprofil und das Interaktionspotential der Substanzen eine wichtige Rolle. Topische Therapien (z.B. hochdosiertes Capsaicin-Pflaster) haben den Vorteil, dass keine systemischen Nebenwirkungen auftreten [3]. Sie können entweder als Monotherapie oder ergänzend zur systemischen Medikation eingesetzt werden. Neuropathische

Arzneistoff	Startdosis und Dosisintervall	Wirksame Dosis (Maximaldosis)	Besonderheiten
Antidepressiva			
TCA (5-HT, NA) z.B. Amitriptylin, Nortriptylin, Imipramin	10-25 mg 0-0-1	50-75 mg/d (150 mg/d) 0-0-1	• Amitriptylin dtl. sedierend • *Cave*: AV-Block, Glaukom, Miktionsstörungen, Hypotension • CYP-Interaktionen
sSNRI Duloxetin	30 mg 1-0-0	60 mg/d (120 mg/d) 1-0-0	• antriebssteigernd • Übelkeit, Blutzuckeranstieg • CYP-Interaktionen • Reduzierte Plasmakonzentration bei Rauchern, ggf. Dosisanpassung • In D für Depression, Angst und schmerzhafte dPNP zugelassen
Antikonvulsiva (Ca-Kanal)			
Gabapentin	100 mg 1-1-1	1.200-2.400 mg/d (3.600 mg/d) 1-1-1	• NW: Müdigkeit, Schwindel, Ödeme • keine Interaktionen, Dosis an Nierenfunktion anpassen
Pregabalin	50-75 mg 0-0-1	150-250 mg/d 600 mg/d) 1-0-1	• NW: Müdigkeit, Schwindel, Ödeme • keine Interaktionen, lineare Plasmakonzentration, Dosis an Nierenfunktion anpassen
Opioidanalgetika			
z.B. Tramadol	50-100 mg retard 1-0-1	Titration (max. 400 mg/d)	• Übelkeit, Hypotension • keine Kombination mit serotonergen Substanzen
z.B. Morphin ret.	10-30 mg retard 1-0-1	Titration (bis max. 180 mg/d)	• Kumulation bei Niereninsuffizienz und Alter
z.B. Oxycodon ret.	10-20 mg retard 1-0-1	Titration (bis max. 180 mg/d Morphinäquivalent)	• duale Galenik • anticholinerg
Opioid-Agonist + Noradrenalin-Wiederaufnahme-Hemmer			
Tapentadol	50 mg retard 0-0-1 / 1-0-1	Titration bis max. 500 mg/d	• übliche Opioidnebenwirkungen
Topische Therapie			
Lidocain-Pflaster (Versatis®)	5 %/700 mg 10 × 14 cm 1 × täglich mind. 12 h Pause	bis 3 Pflaster täglich	• im Applikationsareal: Erythem, Unverträglichkeitsreaktionen • keine systemischen Nebenwirkungen, keine Interaktionen • **off-label** bei ATTRv (nur für Postzosterneuralgie zugelassen)
Capsaicin-Hochdosis-Pflaster (Qutenza®)	8 %/179 mg 14 × 20 cm (30 bzw. 60 min, wdh. Nach 90 d, im Einzelfall bereits nach 60 d)	bis 4 Pflaster einmalig	• im Applikationsareal: Erythem, Unverträglichkeitsreaktionen, vorübergehende Schmerzzunahme • keine systemischen Nebenwirkungen, keine Interaktionen
Capsaicin-Salbe	0,025-0,075 %	1-2 × täglich	• anfängliches Hautbrennen

Tab. 8.2: Pragmatische Therapie neuropathischer Schmerzen inkl. Dosierungsempfehlungen für Erwachsene (modif. nach [4]). **TCA** = tri- bzw. tetrazyklisches Antidepressivum, **NA** = noradrenerg, **5-HT** = serotonerg, **sSNRI** = selektiver Serotonin-Noradrenalin-Wiederaufnahme-Hemmer. Die Dosierungsempfehlungen können aufgrund von Erfahrungen der Autoren von den Herstellerempfehlungen abweichen (z.B. niedrigere Start- oder Höchstdosis).

Schmerzen können Opioid-sensibel sein. Opioide sollten in Form von lang wirksamen (retardierten) Präparaten verwendet werden und erst bei Resistenz auf medikamentöse Basistherapien eingesetzt werden. Aspekte von Toleranz und Abhängigkeit müssen berücksichtigt werden. Ein Morphinäquivalent von 180 mg/d sollte jedoch nicht überschritten werden [1]. Bei fehlendem Ansprechen oder intolerablen Nebenwirkungen (z.B. Opioid-induzierte Obstipation) sollte die Therapie ausschleichend beendet werden. Der Einsatz von Cannabinoiden wird anhand der Datenlage aktuell nicht empfohlen, kann jedoch bei Therapieversagen der o.g. Therapieansätze im Einzelfall eine Option im Rahmen eines multimodalen Behandlungskonzeptes darstellen.

Neben neuropathischen Schmerzsymptomen können im Verlauf auch myofasziale Schmerzen auftreten, die auf schmerz- und paresebedingte Fehl- und Überbelastungen zurückzuführen sind. Das wichtigste klinisches Merkmal myofaszialer Schmerzen ist das belastungsabhängige Auftreten. In diesem Fall sollten physiotherapeutische Maßnahmen mit besonderer Berücksichtigung von Triggerpunkten verordnet werden.

Bei therapieresistenten Schmerzen und damit einhergehender schmerzbedingter Beeinträchtigung besteht die Indikation für eine (teil-) stationäre interdisziplinäre multimodale Schmerztherapie.

▶ Störungen der Motorik und der Sensibilität

Die zunehmenden Sensibilitätsstörungen führen im Verlauf zu Gangunsicherheit/Gleichgewichtsstörungen und in Kombination mit Muskelatrophien und Paresen auch zu gestörten Bewegungsabläufen. Physiotherapeutische Maßnahmen (Gleichgewichtstraining, Krafterhalt) und eine frühzeitige Versorgung mit Hilfsmitteln (Gehhilfen/Schienen) sind sinnvoll, um Folgeschäden (Stürze, Überlastung von Gelenken) zu vermeiden und möglichst lange eine unabhängige Lebensführung zu ermöglichen [5].

Autonome Störungen

▶ Haut/Trophik

Störungen des vegetativen Nervensystems im Bereich der Haut gehen mit Störung der Schweißsekretion (Hypo- oder Anhidrosen), Hauttemperaturdifferenzen, Änderungen des Hautkolorits sowie trophischen Störungen (Veränderungen des Haar- und Nagelwachstums) einher. Die symptomatische Therapie sollte lokal pflegende Maßnahmen (Cremes) umfassen, um dem "Austrocknen" der Haut und damit einhergehender Rissbildung entgegenzuwirken und so Eintrittspforten für Infektionen zu vermeiden. Infektionen werden von Patienten aufgrund der Polyneuropathie nicht oder erst spät bemerkt. Eine podologische Therapie ist zusätzlich sinnvoll, ebenso wie eine medizinische Schuhversorgung zur Vermeidung von Druckulcera.

▶ Orthostatische Dysregulation

Die Therapie der orthostatischen Dysregulation kann mittels physikalischer Maßnahmen, wie z.B. Vermeiden schneller Positionswechsel (Liegen → Sitzen → Stehen), Aktivierung der Muskelpumpe und dem Tragen von Kompressionsstrümpfen erfolgen. Die Patienten sind auf die Beachtung einer ausreichenden Flüssigkeitszufuhr und die langsame Durchführung von Lagewechseln hinzuweisen. An medikamentösen Optionen können Midodrin-Tropfen oder Fludrocortison verordnet werden.

▶ Gastrointestinale Symptome

Eine massive Diarrhoe mit einer sehr hohen Stuhlfrequenz stellt ein sehr belastendes Problem vor allem für Patienten mit ATTRv dar. Ursache ist eine autonome Neuropathie oder eine gastrointestinale Beteiligung der Amyloidose. Eine ausreichende Verwertung der oral zugeführten Nahrung ist unmöglich. Therapieversuche mit Loperamid, Sulfasalazin oder Opiumtinktur führen in den meisten Fällen nur zu einer geringen Besserung der Symptomatik. In einigen Fallberichten wurde über eine rasche Besserung der Durchfälle nach subkutaner Applikation von Octreotid (3 × täglich 100 µg) berichtet [6, 7]. Eine Zulassung besteht für diese Indikation allerdings nicht. Sollte keine Kontrolle der Stuhlfrequenz erzielt werden, ist bei progredientem Gewichtsverlust mit Malnutrition und Kachexie eine parenterale Ernährung indiziert.

Weitere Manifestationen der autonomen Neuropathie sind Blasenentleerungsstörungen (afferente Störung und Blasenatonie) und Erektionsstörungen. Unter Umständen ist eine Katheterversorgung/Selbstkatheterismus nötig, hinsichtlich der Erektionsstörungen besteht die Möglichkeit einer Therapie mit Phosphodiesterase-V-Hemmern

(PDE5-Inhibitoren, z.B. Sildenafil, Tadalafil, Vardenafil).

Behandlung der Kardiomyopathie

Hauptsymptom der kardialen Manifestation stellt in der Regel die Belastungsdyspnoe dar. Als Folge der kardialen Amyloidablagerungen besteht eine pulmonal-venöse Stauung mit Unterschenkelödemen, Pleuraerguss und Aszites. Daher stellt die Diuretikatherapie die wesentliche Säule in der Behandlung der kardialen Symptomatik der ATTR-Amyloidose dar. Hierdurch kann eine rasche Besserung der Beschwerden erzielt und die Belastbarkeit der Patienten in einem gewissen Maße verbessert werden. Darüber hinaus besteht breiter Expertenkonsens über den Einsatz von SGLT-2-Inhibitoren aufgrund der Herzinsuffizienz mit erhaltener Pumpfunktion. Sie werden von den Patienten in der Regel auch gut vertragen. Prognostische Daten für die Anwendung dieser Substanzklasse bei Patienten mit kardialer Amyloidose liegen derzeit jedoch nicht vor. Ein Aufhalten der Amyloidablagerungen ist allerdings hierdurch nicht möglich. Im Rahmen der Phase-III-Studie von Maurer et al. konnte eine Senkung der *All-cause*-Mortalität, Steigerung der Lebensqualität sowie eine Senkung der Hospitalisierungsfrequenz (letzteres nur bei NYHA-Stadium I-II) erreicht werden [8]. Auch Patisiran und Inotersen zeigen positive Effekte auf die kardiale Manifestation, die jedoch noch weiter evaluiert werden müssen [9, 10].

Der Nutzen der medikamentösen Herzinsuffizienztherapie, wie es überzeugend für die ischämische und dilatative Kardiomyopathie belegt ist, ist für die Behandlung der ATTR-Amyloidose, möglicherweise aufgrund der deutlich geringeren Fallzahl in Studien, nicht gezeigt. Prinzipiell besteht aber kein Einwand gegen eine Therapie mit einem Angiotensin-Converting-Enzym (ACE)-Hemmer zur Beeinflussung des myokardialen Umbaus oder mit einem Betablocker zur Ökonomisierung der Herzarbeit oder Behandlung von Herzrhythmusstörungen wie dem Vorhofflimmern. Im Falle der Behandlung mit einem Betablocker sollte der Einsatz von Carvedilol erwogen werden, da eine experimentelle Arbeit eine Verringerung der TTR-Amyloidablagerungen im transgenen Mausmodell zeigen konnte [11]. Ob es sich hierbei um einen spezifischen Effekt der Substanz oder aber um einen Klasseneffekt handelt, ist zum jetzigen Zeitpunkt unklar. Oxidativer Stress, Apoptose und Entzündung sind eng mit der Aggregation von nicht-fibrillären und fibrillären Proteinen assoziiert. Als mögliche Ursache des Carvedilol-Effekts wird ein β-antagonistischer Mechanismus angenommen, der anti-oxidative Effekte auf unterschiedliche Lipide und Proteine, wie z.B. Transthyretin, bewirkt.

Bei Vorliegen von Vorhofflimmern ist neben der Frequenz- bzw. Rhythmuskontrolle die Indikation zur therapeutischen Antikoagulation großzügig zu stellen, da das Risiko für thrombembolische Ereignisse mit zunehmender kardialer Manifestation aufgrund der geringen Vorhofkontraktion deutlich erhöht ist. Eine Frequenzkontrolle mit Digitalis sollte aufgrund einer lokalen Akkumulation nicht durchgeführt werden. Eine Rhythmisierung durch eine elektrische Kardioversion kann einmalig versucht werden. Ein Rezidiv des Vorhofflimmerns ist allerdings sehr wahrscheinlich.

Da es zu einer Ablagerung des Amyloids auch in den Leitungsbahnen des Herzens kommt, sind vor allem bei der Wildtyp-ATTR-Amyloidose Schenkelblockbilder sehr häufig. Im Falle einer symptomatischen Bradykardie ist eine Schrittmachertherapie erforderlich. Der Nutzen einer primärprophylaktischen Implantation eines Kardioverter-Defibrillators (ICD) bei Amyloidose-Patienten mit eingeschränkter linksventrikulärer Funktion ist allerdings nicht belegt. Sie bleibt einer Einzelfallentscheidung vorbehalten. Eine sekundärprophylaktische ICD-Implantation ist zu befürworten, wenngleich auch hierzu keine Studien durchgeführt worden sind, die den definitiven Nutzen dieser Maßnahme beweisen.

Begleitend zu allen medikamentösen Maßnahmen ist ein körperliches Muskel- und Ausdauertraining für alle Patienten mit ATTR-Amyloidose sinnvoll, um der progredienten Muskelschwäche durch die Herzinsuffizienz entgegenzuwirken.

Zusammenfassung

Die Symptome der hereditären ATTR-Amyloidose umfassen im Wesentlichen neuropathische Schmerzen, autonome Störungen und kardiologische Komplikationen. Daher ist eine engmaschige und interdisziplinäre Betreuung der Patienten sinnvoll. Neben der kausalen Therapie ist die symptomatische Behandlung sehr bedeutsam, um eine Verbesserung der Lebensqualität zu erzielen.

Literatur

1. DGN-Leitlinie, Schlereth et al. https://register.awmf.org/de/leitlinien/detail/030-114

2. Tesfaye S, Sloan G, Petrie J, White D, Bradburn M, Julious S, Rajbhandari S, Sharma S, Rayman G, Gouni R, Alam U, Cooper C, Loban A, Sutherland K, Glover R, Waterhouse S, Turton E, Horspool M, Gandhi R, Maguire D, Jude EB, Ahmed SH, Vas P, Hariman C, McDougall C, Devers M, Tsatlidis V, Johnson M, Rice ASC, Bouhassira D, Bennett DL, Selvarajah D; OPTION-DM trial group. Comparison of amitriptyline supplemented with pregabalin, pregabalin supplemented with amitriptyline, and duloxetine supplemented with pregabalin for the treatment of diabetic peripheral neuropathic pain (OPTION-DM): a multicentre, double-blind, randomised crossover trial. Lancet 2022;400(10353):680-690.

3. Finnerup NB, Attal N, Haroutounian S, McNicol E, Baron R, Dworkin RH, Gilron I, Haanpää M, Hansson P, Jensen TS, Kamerman PR, Lund K, Moore A, Raja SN, Rice AS, Rowbotham M, Sena E, Siddall P, Smith BH, Wallace M. Pharmacotherapy for neuropathic pain in adults: a systematic review and meta-analysis. Lancet Neurol 2015;14:162-73.

4. Baron T, Binder A, Birklein F, Maier C, Quasthoff S, Sommer C, Tölle TR, Wasner G, Ziegler D. Pharmakologische nicht interventionelle Therapie chronisch neuropathischer Schmerzen. Hans-Christoph Diener, Christian Weimar Hrsg. in Leitlinien für Diagnostik und Therapie in der Neurologie. 2012; S. 761ff. Thieme Verlag Stuttgart.

5. Sommer C, Geber C, Young P, Forst R, Birklein F, Schoser B. Dtsch Arztebl Int 2018;115:83-90.

6. Carvalho M, Alves M, Luis ML. Octreotide - a new treatment for diarrhoea in familial amyloidotic polyneuropathy. J Neurol Neurosurg Psychiatry 1992;55:860-1.

7. Gilanders IA, Fulton JD, Save VE. Octreotide therapy for diarrhoea. Postgrad Med J 1997;73:62.

8. Maurer MS, Schwartz JH, Gundapaneni B, Elliott PM, Merlini G, Waddington-Cruz M, Kristen AV, Grogan M, Witteles R, Damy T, Drachman BM, Shah SJ, Hanna M, Judge DP, Barsdorf AI, Huber P, Patterson TA, Riley S, Schumacher J, Stewart M, Sultan MB, Rapezzi C; ATTR-ACT Study Investigators. Tafamidis treatment for patients with transthyretin amyloid cardiomyopathy. N Engl J Med 2018;379:1007-16.

9. Solomon SD, Adams D, Kristen A, Grogan M, González-Duarte A, Maurer MS, Merlini G, Damy T, Slama MS, Brannagan TH 3rd, Dispenzieri A, Berk JL, Shah AM, Garg P, Vaishnaw A, Karsten V, Chen J, Gollob J, Vest J, Suhr O. Effects of patisiran, an RNA interference therapeutic, on cardiac parameters in patients with hereditary transthyretin-mediated amyloidosis. Circulation 2019;139:431-3.

10. Rigopoulos AG, Ali M, Abate E, Torky AR, Matiakis M, Mammadov M, Melnyk H, Vogt A, de Vecchis R, Bigalke B, Wohlgemuth W, Mavrogeni S, Noutsias M. Advances in the diagnosis and treatment of transthyretin amyloidosis with cardiac involvement. Heart Fail Rev 2019;24:521-533.

11. Macedo B, Magalhaes J, Batista AR, Saraiva MJ. Carvedilol treatment reduces transthyretin deposition in a familial amyloidotic polyneuropathy mouse model. Pharmacol Res 2010;62:514-22.

9. Abkürzungsverzeichnis

Abkürzung	Bedeutung
AA	Serum-Amyloid A
AANF	Amyloid Atrionatriuretisches Peptid
AApoAI	*Amyloid Apolipoprotein AI-derived*
AApoAII	*Amyloid Apolipoprotein AII-derived*
AApoAIV	*Amyloid Apolipoprotein AIV-derived*
AApoCII	*Amyloid Apolipoprotein CII-derived*
AApoCIII	*Amyloid Apolipoprotein CIII-derived*
ABri	*Amyloid of familial British dementia* (transgenes Drosophila-Model)
ACal	Amyloid (Pro-)Calcitonin
ACE	*Angiotensin Converting Enzyme*
ACor	Amyloid Corneodesmin
ACys	Amyloid Cystatin C
ADan	*Amyloid of familial Danish dementia* (transgenes Drosophila-Model)
AEnf	Amyloid Enfurvitid
AFib	Amyloid Fibrinogen A-alpha-chain
AGal	Amyloid Galectin 7
AGel	Amyloid Gelsolin
AH	Amyloid, bestehend aus Schwerketten
AIAPP	Amyloid Inselamyloid Polypeptid
AIns	Amyloid Insulin
AKer	Amyloid Kerato-Epithelin
AL	Amyloid, bestehend aus Leichtketten
ALac	Amyloid Lactoferrin
ALECT2	Amyloid Leukozyten Chemotaxisfaktor-2
ALys	Amyloid Lysozym
AMed	Amyloid Lactadherin
AOaaP	Amyloid Odontogenes Ameloblast-assoziiertes Protein
APro	Amyloid Prolaktin
APrP	Amyloid Prion-Protein
ASemI	Amyloid Semenogilin I
ASO	*Antisense Oligonucleotide*
ASPC	Amyloid Lung Surfactantprotein
ATau	Amyloid Tau
ATTR	Amyloid Transthyretin
ATTR-CM	ATTR-bedingte Kardiomyopathie
ATTRv	Variant ATTR
ATTRwt	Wild-type ATTR
AV-Block	Atrioventrikular-Block
Aβ	Amyloid beta
$A\beta_2M$	Amyloid beta-2-Mikroglobulin
BfArM	Bundesinstitut für Arzneimittel und Medizinprodukte
BMI	*Body Mass Index*
cDNA	Komplementäre DNA
CHEPs	Contact heat evoked potentials
CIDP	Chronisch inflammatorische demyelinisierende Polyradikuloneuropathie
CMT2	Charcot-Marie-Tooth-Erkrankung Typ 2
CTS	Karpaltunnelsyndrom
DFNS	Deutsches Forschungsnetzwerk für neuropathische Schmerzen
DLT	Domino-Lebertransplantation
dML	Distal motorische Latenzen
DNS	Desoxyribonukleinsäure
eGFR	*estimated Glomerular Filtration Rate*
EKG	Echokardiografie
EMA	*European Medicines Agency*
EMG	Elektromyogramm
ENG	Elektroneurografie
FAC*	ATTR-bedingte Kardiomyopathie
FAP*	Familiäre Amyloidpolyneuropathie
FDA	*Food and Drug Administration*
GalNAc	N-Acetylgalactosamin
GenDG	Gendiagnostikgesetz
GI(T)	Gastrointestinal(trakt)
GSN	Gelsolin

Abkürzung	Bedeutung
HE-Färbung	Hämatoxylin-Eosin-Färbung
HFpEF	*Heart Failure with preserved Ejection Fraction* (Herzinsuffizienz mit erhaltener Pumpfunktion)
HGVS	*Human Genome Variation Society*
HNPP	*Hereditary Neuropathy with Pressure Palsies* (hereditäre Polyneuropathie mit Neigung zu Druckparesen)
HSAN	Hereditäre sensibel-autonome Neuropathien
HSF-1	Hitzeschock-Transkriptionsfaktor-1
HRV	*Heart Rate Variability*
HSP	Hitzeschockprotein
ICD	*Implantable Cardioverter Defibrillator* (Kardioverter-Defibrillator)
ISA	*International Society of Amyloidosis*
KCCQ-OS	*Kansas City Cardiomyopathy Questionnaire Overall Summary*
LEP	Laser-evozierte Potentiale
LGE	*Late Gadolinium Enhancement*
LT	Lebertransplantation
LVEF	linksventrikuläre Ejektionsfraktion
mBMI	*median Body Mass Index*
Met	Methionin (Aminosäure)
MRT	Magnetresonanztomografie
6MWT	*6-minute walking test*
10MWT	*10-meter walking test*
NfL	Neurofilament-Leichtketten
NGS	*Next-Generation Sequencing*
NLG	Nervenleitgeschwindigkeit
NT-proBNP	*N-Terminal pro Brain Natriuretic Peptide*
NYHA	*New York Heart Association*
PCR	*Polymerase Chain Reaction* (Polymerase-Kettenreaktion)
PDE	Phosphodiesterase
PND	*Polyneuropathy Disability*
PNP	Polyneuropathie
PREP	*Pain Related Evoked Potentials*
QoL-DN	*Quality of Life – Diabetic Neuropathy*
QSART	*Quantitative Sudomotor Axon Reflex Test* (quantitativer sudomotorischer Axonreflextest)
QST	Quantitativ sensorische Testung
RISC	*RNA-Induced Silencing Complex*
RNA	Ribonukleinsäure
RTE	*Ratio of Treatment Effects*
SEP	somato-sensorisch evozierte Potentiale
SGLT-2	*Sodium-Glucose Transport Protein 2*
siRNA	*small interfering RNA*
sSNRI	*selective Serotonin–Noradrenaline Reuptake Inhibitors*
SSR	Sympathische Hautantwort
TCA	tri- bzw. tetrazyklisches Antidepressivum
THAOS	*Transthyretin Amyloidosis Outcomes Survey*
TTR	Transthyretin
TUDCA	Tauroursodeoxycholsäure
UGRAFI	Protein-Kreatinin-Quotient im Urin
Val	Valin (Aminosäure)

Tab. 9.1: Abkürzungen und ihre Bedeutungen
* Begriff wird nach der aktuellen Nomenklatur nicht mehr verwendet.

Index

O

P

Q

S

T

V